Schirner Verlag

Susanne Hühn

Trauminseln für Kinder

- Was kleine Seelen brauchen
- Fantasiereisen zur Entspannung

Schirner Verlag

ISBN 978-3-8434-1416-6

Susanne Hühn:
Trauminseln für Kinder
Was kleine Seelen brauchen
Fantasiereisen zur Entspannung
© 2020 Schirner Verlag,
Darmstadt

Umschlag: Elena Lebsack, Schirner,
unter Verwendung von # 1135640204
(© Valenty), www.shutterstock.com
Lektorat: Claudia Simon, Schirner
Layout: Elena Lebsack, Schirner
Printed by: Ren Medien GmbH, Germany

www.schirner.com

1. Auflage Februar 2020

inhalt

einführung

Wir leben in einer Zeit, von der man annehmen sollte, Kinder könnten sich in aller Ruhe und in Sicherheit entwickeln. Es herrschen weder Krieg noch Hungersnot, zumindest nicht im deutschsprachigen Raum. Wir sind gut ausgebildet und wissen, worauf es in der Kindererziehung ankommt, und auch, dass Kinder eben keine kleinen Erwachsenen sind, wie man früher annahm. Kinder sind gesetzlich geschützt. Sie können nicht für ihre Taten verantwortlich gemacht werden, dürfen weder Verträge unterzeichnen noch strafrechtlich verfolgt werden. Es hat einen Grund, warum Kinder unmündig sind: Sie können noch keine Verantwortung für ihr Verhalten übernehmen, weil ihr Gehirn noch nicht in der Lage ist, die Konsequenzen einer Handlung zu überblicken.

Kinder brauchen vor allem eines: Sicherheit. Sie brauchen das Wissen, dass jemand auf sie aufpasst, und damit ist gemeint, dass jemand auf ihre Entwicklung achtet, ihnen Freiraum gibt, wenn sie ihn benötigen, und sie gleichzeitig vor negativen Konsequenzen ihres Tuns beschützt.

Kinder brauchen Erwachsene, die ihnen helfen, zu dem Menschen heranzureifen, der in ihnen steckt und als der sie gemeint sind, nicht zu dem, den die Eltern und Erzieher gern hätten.

Kinder brauchen Erwachsene, die ihnen liebevoll dabei helfen, sich auf in jeder Hinsicht gesunde Weise zu entwickeln, und die das uneigennützig tun.
Es sollte uns möglich sein, unseren Kindern diese Möglichkeit anzubieten. Doch die Realität sieht anders aus.

Die heutigen Kinder erinnern eher an gestresste, viel zu junge Pferde im Hochleistungssport als an Fohlen, die auf der Wiese spielen dürfen. Kinder werden trainiert, damit sie die besten Chancen im Leben haben. Das ist gut gemeint. Doch damit das Gehirn das, was ein Kind lernt, umsetzen kann, damit sich jene Verknüpfungen bilden, die erst dazu führen, dass ein Kind das Gelernte auch anzuwenden weiß, braucht es Auszeiten. Es braucht Koppelzeiten, um im Bild der Pferde zu bleiben, in denen das Kind einfach spielt, sich ausruht, nichts leisten muss. Wie junge Pferde Schaden nehmen und für ihre Reiter unberechenbar werden, wenn sie zu früh und zu intensiv trainiert werden, so stehen Kinder unter ständiger Anspannung, wenn sie von einem Termin zum nächsten jagen müssen. Für die Entwicklung des Gehirnes ist ungestörte Zeit, die das Kind mit sich und den Menschen verbringt, die es lieben, wichtiger, als man es sich vorstellen kann. Denn das Gelernte muss verarbeitet und mit den eigenen, in dem Kind angelegten Fähigkeiten verbunden werden.

Stress durch Leistungsdruck

Wenn Kinder zu viele Termine haben, zu viel lernen sollen, dann werden sie zu schnell darauf dressiert, Leistung zu bringen. Anders kann man es nicht nennen. Das hat negative Auswirkungen:

Ihre Ängste und Bedürfnisse werden übergangen. Doch damit sind sie nicht weg. Sie brechen sich Bahn, wenn man am wenigsten damit rechnet, und werden oft durch Süchte oder sich selbst schädigendes Verhalten kompensiert.

Es braucht viel Disziplin und Konsequenz, sprich letztlich Bestrafung, damit das Kind bei der Stange bleibt und sich auf das, was es tun soll, konzentriert. Das verunsichert das Kind, und es bekommt das Gefühl, so, wie es ist, nicht gut genug zu sein. Sein Selbstwertgefühl kann sich nicht entfalten.

Sogar wenn das Kind mit Belohnung wie Lob und Anerkennung geködert wird, werden seine wahren Bedürfnisse, seine Unsicherheit und seine Angst oft nicht gesehen. Das gibt ihm das Gefühl, dass seine Bedürfnisse unwichtig sind, und es wird sie auch im Erwachsenenalter nicht ernst nehmen. Da sie aber nicht verhandelbar sind, werden sie für ihre eigene Erfüllung sorgen – dann eben unbewusst und meistens auf schädigende Weise.

Der Wunsch nach einer Auszeit, nach genügend langem Nichtstun, danach, die Seele baumeln zu lassen, wird ignoriert. Damit wird das Kind sich auch im Erwachsenenalter schwer tun, sich zu entspannen. Stress verursacht ernste Krankheiten, das ist erwiesen.

Das ist nicht nur schädlich, sondern auch unklug. Denn sogar die wirklich großen Erfindungen entstanden aus dem sogenannten Nichts heraus, diesem inneren halb wachen, halb bewussten Zustand, in dem das Gehirn offen ist für echte kreative Impulse. »Wuwei« nennt sich dieser Zustand im Taoismus. Das bedeutet: Statt sich im angestrengten und kontrollierenden Aktionismus, im Tun, zu verausgaben, tritt man einen Schritt zurück und erlaubt den Dingen, sich auf ihre eigene Weise zu entfalten. Ein wenig mehr Wuwei würde uns sicher allen guttun.

Das, was viele Erziehende »Förderung« nennen, lässt eines außer Acht: Kinder tragen schon alle Kräfte, die sie brauchen, um das Leben zu meistern, in sich. Selbstverständlich tun sie das, das Gehirn ist so angelegt. Jeder Mensch verfügt über das, was er braucht, um das Leben auf die Weise zu gestalten, die ihm entspricht. Ein Kind darf einzigartig sein und ist so, wie es ist, genau richtig. Denn Menschen sind verschieden und haben unterschiedliche Begabungen, unterschiedliche Weisen, an Aufgaben heranzugehen, und das ist auch gut so.

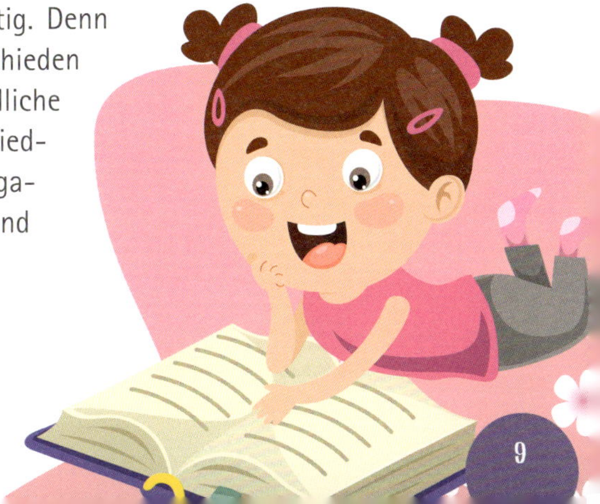

In einem Team zum Beispiel ist es auch nicht sinnvoll, dass jeder ein mutiger Draufgänger oder ein gelassener Ruhepol ist. Es braucht auch die Ängstlichen, die lieber einmal zu oft auf Gefahren hinweisen. Es braucht den Verantwortungsvollen, der Entscheidungen treffen kann, und es braucht die Menschen, die sich am wohlsten fühlen, wenn sie einfach mitlaufen. Diese Mischung macht eine gutes Team aus.

Die Natur des Kindes, die Art, wie es denkt, wie es wahrnimmt, wie es Herausforderungen angeht, wird oft nicht in die Ausbildung und in den Alltag miteinbezogen. Ein Kind muss zwar nicht mehr auf die Weise funktionieren, wie das in früheren Zeiten üblich war, doch letztlich haben wir nur das eine Funktionieren durch ein anderes ersetzt. Wenn das Gehirn der Möglichkeit beraubt wird, das, was in ihm angelegt ist, mit dem zu verknüpfen, was ein Kind lernt, wenn auf die Ängste, auf die Bedürfnisse, auf den Rhythmus des Kindes keine Rücksicht genommen wird, dann entstehen gesunde Wut, Widerstand und Spannung. Irgendwann und irgendwo wird und muss sich diese Spannung entladen, oder sie muss mit immer stärkeren Mitteln unterdrückt werden. Diese Unterdrückung kann bis hin zur Depression und zu Drogenmissbrauch führen.

Ein Kind muss also unbedingt seine Gefühle ausdrücken dürfen, es muss toben, schreien, weinen, lachen und still sein dürfen. Das ist nichts Neues. Doch in unser funktionierendes, getaktetes, gestyltes Leben passen unkontrollierte Gefühlsausbrüche oft nicht

hinein. Ein Kind darf und soll Gefühle haben – alle Gefühle –, auch und gerade die, die Sie, die Eltern und Erzieher, als Kind nicht haben durften. Wer weiß, vielleicht fühlt das Kind ja auch Ihre unterdrückten Gefühle mit?
Fantasiereisen helfen Kindern, ihre Gefühle zu verarbeiten, innerlich zur Ruhe und mit sich selbst in einen guten Kontakt zu kommen.

Und dann gibt es noch die vielen Kinder, für die nie jemand genug Zeit hat, die vor dem Computer oder Fernseher geparkt werden oder die dort von sich aus Wurzeln schlagen. Diese Kinder sehnen sich danach, gesehen und angehört zu werden. Sie lernen nicht, den Kontakt zu sich selbst herzustellen, wenn ihnen niemand zuhört. Kinder brauchen diesen Spiegel von außen, damit sie ein Gefühl für sich selbst entwickeln können. Lernen sie es als Kind nicht, dann können sie sich auch als Erwachsene selbst nicht richtig spüren. Sie wissen nicht, was sie wirklich wollen, was sie fühlen, was sie zu geben haben. So werden sie zu mitlaufenden, funktionierenden Mitgliedern dieser Gesellschaft, oder sie verweigern sich und ziehen sich in sich selbst zurück. Beides ist nicht das, was wir brauchen. Wir brauchen lebendige, denkende, fühlende, vor allem mitfühlende und verantwortungsvolle Menschen, die kreativ und liebevoll mit sich selbst und dem Leben umgehen.

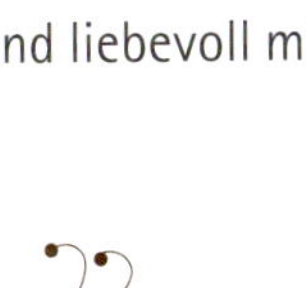

Nur im entspannten Zustand lernen wir

Damit unsere Kinder zu eben diesen verantwortungsbewussten und mitfühlenden Menschen heranreifen können, dafür sind die nachfolgenden Fantasiereisen und Träumereien gedacht. Sie bieten Auszeiten, Räume zum Entspannen, Ruhepausen, in denen das Kind mit sich selbst in Kontakt kommt, in denen es spürt, dass es in sich einen sicheren Ort hat, an dem es sich ausruhen und neue Kraft schöpfen kann.
Wenn man weiß, wie man in sich diesen sicheren Ort, diesen inneren Anker, findet, dann ist man für die Abenteuer und Herausforderungen des Lebens gerüstet.

Diese Fantasiereisen sind für Kinder gedacht. Doch auch Sie haben ein Kind in sich. Auch in Ihnen lebt ein kleines Wesen, das manchmal Angst hat, sich allein fühlt und Sicherheit braucht. So laden Sie auch Ihr Inneres Kind ein, diese inneren Reisen mitzumachen. Erleben Sie selbst, wie viel Sicherheit und Ruhe Sie in sich finden können, wenn Sie nur wissen, wo Sie suchen sollen.

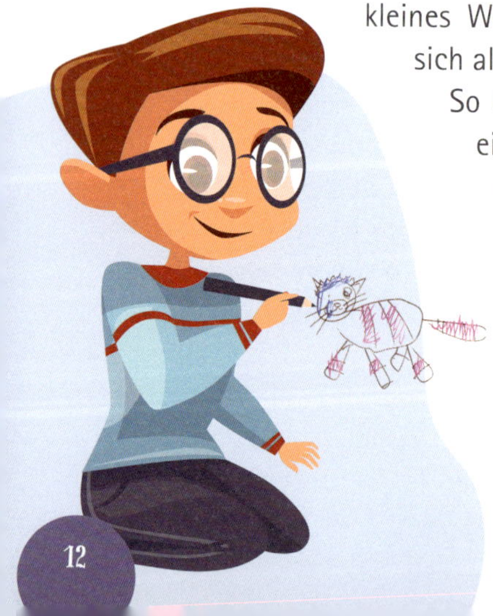

Weil Kinder Tiere lieben und Tiere die besten Gefährten sind, die sich ein Kind nur wünschen kann, begegnet das Kind in den meisten inneren Reisen auf vollkommen sichere Weise einem Tier. Tiere erlauben dem Kind, einfach zu sein, wie es ist, sie bewerten und urteilen nicht, doch sie zeigen ihm auch deutlich ihre Grenzen. Sie sind zugänglich und unvoreingenommen, und gleichzeitig fordern sie Respekt und Achtsamkeit.
Auch wenn Ihr Kind Angst vor einem bestimmten Tier hat, probieren Sie bitte die entsprechende Fantasiereise aus. Bleibt Ihr Kind dabei ängstlich, beenden Sie die Reise wie weiter unten beschrieben, und lassen Sie es ein anderes Tier treffen.
In einigen Reisen wird das Kind sogar selbst zu einem Tier und erlebt die Welt aus dessen Sicht. So muss es keine Angst mehr vor ihm haben.

Kinder bauen sich ihre eigenen Fantasiewelten auf, sie trainieren, das Leben zu meistern, indem sie frei und ohne Druck von außen einfach spielen. Wie sich Tierkinder durch das spielerische Balgen auf die Jagd und die Verteidigung gegen Feinde vorbereiten, so üben Kinder durch ihr Spiel, die verschiedensten Situationen und Herausforderungen zu durchleben. Für den Lerneffekt im Gehirn ergibt es keinen großen Unterschied, ob man eine Situation wirklich durchlebt oder man sie sich nur vorstellt. Wenn sich ein Kind in möglichst vielen unterschiedlichen Situationen auf gute Weise selbst erlebt, hat das einen sehr positiven Einfluss auf die Gehirnentwicklung. Das Kind lernt, eigenständig intelligente Lösungen für tägliche Herausforderungen zu finden, wenn es seine eigenen Kräfte spielerisch kennenlernt. Es trainiert sein Gehirn, während dieses heranreift. Kinder werden dadurch innerlich wach, kreativ und selbstsicher. Sie lernen, dass sie Herausforderungen meistern können und die dazugehörigen Gefühle einfach haben dürfen.

So reift das Gehirn

Gehirnentwicklung ist niemals gradlinig. Ein Gehirnteil reift heran, das Kind entwickelt eine bestimmte Fähigkeit, dafür scheint sich ein anderer Teil des Gehirnes geradezu zurückzuentwickeln. Mal kann das Kind etwas, dann scheint es das Gelernte wieder vergessen zu haben. Die kindliche Entwicklung ist ein von außen betrachtet chaotischer Prozess, der ganz eigenen inneren Gesetzmäßigkeiten folgt. Weil die Gehirnreifung nichtlinear ist, braucht ein Kind viel unverplante Ruhe- und Spielzeit. Besucht das Kind einen Kurs, eine Spielgruppe, einen Unterricht, und mögen diese noch so wertvoll sein, folgt es von außen vorgegebenen Richtlinien. Es bekommt Input, nimmt Informationen in sich auf, passt sich den Vorgaben der Gruppe an. Das ist natürlich sehr wichtig. Doch wenn das Kind keinen sicheren, entspannten Raum hat, um all das zu verarbeiten, Zeiten, in denen es einfach vor sich hinträumen kann, dann kann das Gehirn die so wichtige Vernetzungsarbeit nicht leisten, weil es ständig gefordert wird.

Reifung braucht Ruhe.

Was für Hefeteig und Wein gilt, gilt auch und erst recht für die kindliche Entwicklung.

Die verschiedenen Gehirnteile vernetzen sich also besser miteinander, wenn man entspannt ist, bei Kindern, aber natürlich auch bei uns Erwachsenen. Diese Vernetzung im Gehirn ist wichtig, damit das Kind später auf all seine Fähigkeiten zugreifen kann und lernt, Strategien, die ihm in einer Situation geholfen haben, auch in anderen anzuwenden.

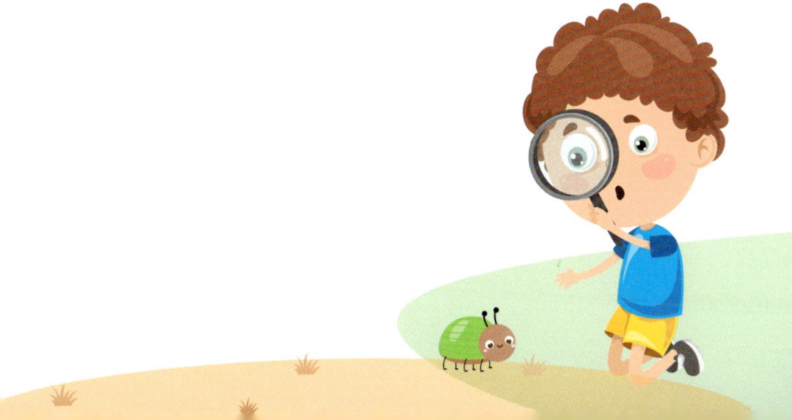

Die Wirkung von Fantasiereisen

Fantasiereisen bewirken:

- Entspannung für den Körper, die Gefühle und für den Geist
- eine bessere Stressbewältigung, sei es Schulstress, Ärger in der Familie oder Kummer wegen eines Verlustes
- eine Erhöhung der Lern- und Konzentrationsfähigkeit
- eine bessere Verarbeitung von bereits Erlerntem
- ein Gefühl von innerer Stärke und Sicherheit
- eine bessere Beziehung zu sich selbst und dem eigenen Inneren

Auch die Beziehung zwischen dem Kind und Ihnen, dem Vorlesenden, verbessert sich durch die gemeinsam erlebte Zeit.

Was Sie wissen und beachten dürfen

Ruhe und Bequemlichkeit

Sorgen Sie dafür, dass Sie und das Kind für eine halbe bis eine Stunde nicht gestört werden. Die Fantasiereisen dauern nicht so lange, doch vielleicht möchten Sie hinterher noch ein wenig kuscheln oder über das Erlebte reden. Sorgen Sie für bequeme Sitz- oder Liegemöglichkeiten für das Kind, und machen Sie es sich selbst auch bequem. Je bequemer Sie es haben, umso entspannter klingt Ihre Stimme.

Wenn es für Sie beide passt, dann ist es natürlich auch wunderschön, wenn Sie das Kind während der inneren Reise einfach im Arm halten.

Musik, Klangschale oder Trommel

Sorgen Sie für eine ruhige Hintergrundmusik, wenn Sie und das Kind das mögen. Sie ist nicht unbedingt erforderlich, kann aber helfen. Probieren Sie es aus. Wenn das Kind aufsteht und tanzt, sobald Musik ertönt, lassen Sie sie lieber weg. Auch eine schamanische Trommel ist gut geeignet, um eine entspannte, meditative Atmosphäre zu schaffen. Nutzen Sie eine Klangschale oder ein Glöckchen, falls zur Hand, um den Beginn und das Ende der inneren Reise anzuzeigen.

Pausen beim Lesen

Lesen Sie langsam und mit ruhiger Stimme. In den Texten sind die Stellen, wo Sie eine Pause machen sollten, mit Auslassungspunkten (...) markiert. Halten Sie die Pausen nicht zu lang, fünf Sekunden genügen. Kinder werden schnell unruhig, und sie erleben ihre inneren Bilder meistens viel rascher als Erwachsene. Bis Sie sich also eine innere Landschaft vorgestellt haben, ist das Kind womöglich schon halb hindurchgerannt.

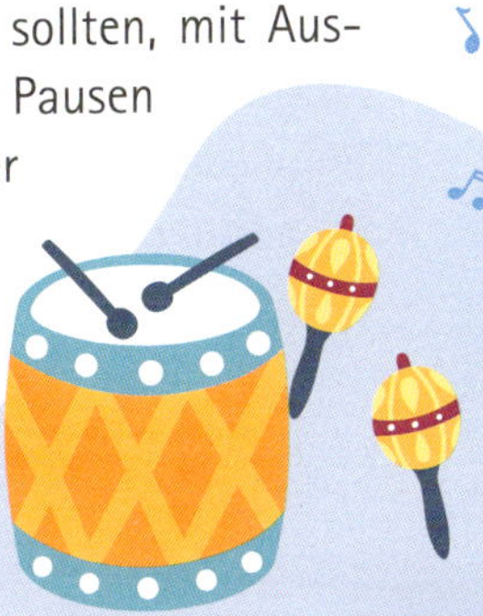

Während der Fantasiereisen

Wenn Sie die Reisen mit einem einzigen Kind durchführen, dann können Sie während der Reise mit ihm reden. Lassen Sie es unkommentiert erzählen, was es wahrnimmt. So kommen Sie in guten Kontakt mit dem Kind und können während der Reise auf seine inneren Bilder eingehen. Wichtig ist: Stellen Sie die inneren Bilder des Kindes nie infrage, und kommentieren Sie die Bilder nicht, außer Sie sind in hypnotherapeutischen Techniken ausgebildet. Die inneren Bilder des Kindes sind so, wie sie sind, genau richtig.

Machen Sie die Reisen mit einer Gruppe, dürfen die Kinder hinterher erzählen, was sie erlebt haben.

Aufschreiben, was auffällt

Legen Sie sich etwas zu Schreiben bereit, bevor Sie die Fantasiereisen durchführen. Es hilft, zu notieren, was das Kind sagt oder was Ihnen beim Kind oder während der Reise selbst aufgefallen ist. Manchmal erkennt man während einer inneren Reise, was man beim nächsten Mal anders machen will, worauf man achten möchte, oder auch, dass man etwas einfügen oder weglassen will.

Kleine Zappelphilippe

Wundern Sie sich nicht, wenn einige Kinder körperlich nicht zur Ruhe zu kommen scheinen. Lassen Sie sich davon nicht verunsichern. Ich erlebe es immer wieder, dass Kinder, auch wenn sie sich umherwälzen oder zwischendurch die Augen öffnen, ganz genau mitbekommen, was ich gesagt habe, und ihre eigenen inneren Bilder dazu haben. Kinder haben keine bewusste Kontrolle über ihren Körper, zumindest nicht lange. Erlauben Sie also Bewegung, bestehen Sie aber darauf, dass die Kinder leise sind.

Nach der Reise

Wenn die Kinder erzählen, was sie erlebt haben, hören Sie zu. Stellen Sie niemals das Erlebte infrage. Es ist schön, wenn die Kinder malen dürfen, was sie innerlich gesehen haben. Nach der Ruhephase sollten sich die Kinder wieder bewegen dürfen, falls Sie die Fantasiereisen nicht zum Einschlafen nutzen.

Ihre eigene Fantasiereisen erfinden

Wenn Sie mögen, dann dürfen Sie die Reisen natürlich verändern. Nehmen Sie die Texte dieses Buches als Basis, und erfinden Sie dazu, was Ihnen hilfreich erscheint. Sie werden an den Rückmeldungen der Kinder merken, ob es hilfreich war oder nicht. So lernen Sie, wenn Sie das wollen, Ihre eigenen Texte zu erschaffen.

Vor jeder inneren Reise finden Sie eine Beschreibung, die Ihnen hilft, zu entscheiden, wann Sie welche Reise anwenden. Lassen Sie sich zusätzlich von Ihrem Gefühl leiten. Sie kennen die Kinder, und Sie spüren, was die Kinder, die Ihnen anvertraut sind, jetzt gerade brauchen. Wenn Sie ein bisschen mit diesem Buch gearbeitet haben und die Kinder die verschiedenen Reisen kennen, dürfen sie sich bestimmt auch einfach eine wünschen.

Wir arbeiten in den Reisen mit inneren Bildern, die symbolische Bedeutung haben. Erklären Sie den Kindern, wenn nötig, dass sie das innen Erlebte nicht durch äußere Maßnahmen ersetzen können – der weiße, stärkende Dampf aus den Nüstern eines Drachen beispielsweise ist nicht durch ungesunden Zigarettenrauch zu ersetzen.

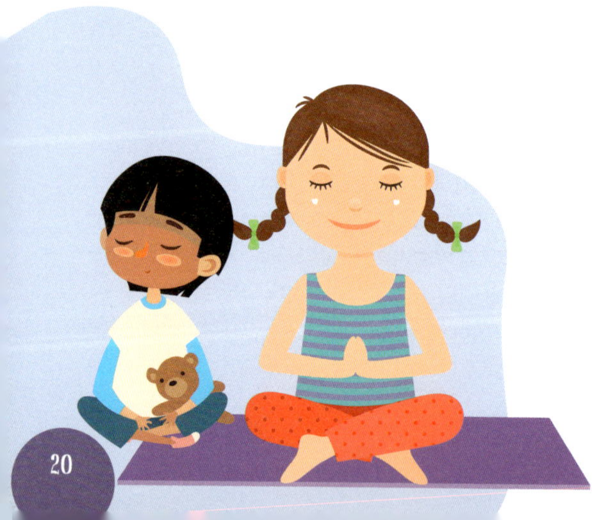

Ihre eigene Vorbereitung

Der Anfang ist immer gleich, denn Kinder lieben und brauchen Rituale. Sie kennen das: Sie lesen eine Geschichte vor, verändern beim Vorlesen oder Erzählen ein ganz klein wenig, und schon ist das Geschrei groß: »So GEHT die Geschichte aber nicht!«, werden Sie zurechtgewiesen. Deshalb werden wir den Kindern eine Komfortzone erschaffen, in der sie sich sicher und geschützt fühlen. Ein immer gleicher Anfang ist auch für Sie selbst eine gute Gelegenheit, abzuschalten, sich auf das Kind einzustimmen und innerlich ruhig zu werden. Haben Sie keine Sorge: Sie können bei den Reisen mit Kindern nichts falsch machen. Denn erstens führe ich Sie durch den Text, und zweitens ist jede Zeit, die Sie bewusst, liebevoll und aufmerksam mit Kindern verbringen, ein Gewinn.

Entspannen Sie sich also zunächst, atmen Sie ein paar Mal tief durch, und lassen Sie Ihren Alltag hinter sich. Kinder sind oft Spiegel unserer eigenen Emotionen. Wenn Sie den Stress Ihres Tages mit in die Fantasiereise hineinbringen, ist es für die Kinder schwierig, sich zu entspannen. Erlauben Sie sich, Ihren eventuellen Leistungsdruck hinter sich zu lassen. Es liegt nicht in Ihrer Verantwortung, ob eine Reise »klappt« oder nicht, ob die Kinder wirklich innere Bilder sehen oder sich hinterher besser fühlen. Sie bieten die Reise an, mehr brauchen Sie nicht zu tun, denn das ist schon eine ganze Menge.

Der Eingangstext und der Ausklang

Mit dem nachfolgenden Text beginnt jede innere Reise. Er ist relativ lang und den Reisen nicht jedes Mal vorangestellt, damit im Buch mehr Platz für innere Reisen ist. Blättern Sie einfach hin und her. Nach ein paar Mal kennen Sie den Eingangstext sicher auswendig.

Hier sind zunächst einige Informationen über die Symbolik:

Die Tür

Die Tür, die im Text vorkommt, ist ein Zeichen dafür, dass wir vom Alltags- in das Unterbewusstsein wechseln. Wir betreten sozusagen einen anderen Gehirnteil, in dem die Dinge eine symbolische, tiefere Bedeutung haben. Mit dem Durchschreiten dieser Tür geschieht das von ganz allein.
Kann das Kind die Türe nicht durchqueren, dann hilft es, wenn Sie nachfragen, wen es im Stich zu lassen glaubt, wenn es für eine kleine Weile nach innen geht. Versichern Sie ihm, dass es wiederkommt und dass es nur für einen kleinen Moment weg ist. Manchmal übernehmen Kinder die Verantwortung für das Wohlergehen von Geschwistern, Tieren oder gar den Eltern. Das ist nicht gesund, und doch geschieht es ständig. Gerade dann braucht das Kind die Möglichkeit, sich nach innen zurückzuziehen, doch gerade dann fällt es ihm auch besonders schwer. Kann das Kind gar nicht loslassen, dann hilft das:

Sagen Sie dem Kind, dass der Schutzengel desjenigen, den es nicht im Stich lassen will, auf diesen aufpasst, während sich das Kind entspannt und erholt.

Kinder glauben an Schutzengel, deshalb dürfen wir diese Kräfte ruhig bemühen.
Beruhigt sich das Kind, wenn es weiß, dass der Schutzengel aufpasst, dann dürfen Sie ihm versichern, dass der Schutzengel immer da ist und dabei hilft, auf die Person oder das Tier aufzupassen. Sind Sie selbst der Elternteil, für den das Kind glaubt, sorgen zu müssen, übernehmen Sie bitte schleunigst die Verantwortung für sich selbst.

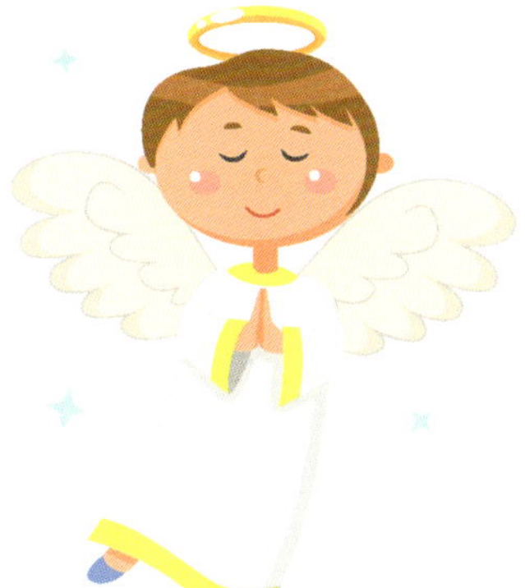

»Das, was schwer ist«

Weil diese Fantasiereisen für Kinder gedacht sind, die es nötig haben, sich zu entspannen, können wir davon ausgehen, dass sie einiges an Lasten mit sich herumtragen. Die emotionalen Sorgen nennen wir im Text einfach »das, was schwer ist«.
Dieses Buch kann kein Therapiebuch sein, doch ein wenig helfen will es schon, damit es die Kinder leichter haben. Weiß ein Kind nicht, was mit »das, was schwer ist« gemeint ist, dann übergehen Sie es einfach. Wenn Sie die nächste innere Reise mit diesem Kind machen, lassen Sie diesen Teil des Textes weg.

Die Landschaft

Die Landschaft symbolisiert das Innere des Kindes. Sie hat einige Eigenschaften, die wichtig sind: Das Kind fühlt sich darin wohl, und die Landschaft ist gesund und entspannend. Es darf Nacht sein, es darf Winter herrschen, doch das Kind sollte sich geborgen fühlen. Tut es das nicht, dann ist es hilfreich, nachzufragen, was ihm Sorgen bereitet.

Wenn Sie das erste Mal mit einem Kind oder einer Gruppe eine innere Reise durchführen, dann ist diese Anfangsentspannung womöglich schon genug. Ich schreibe die Texte in Du-Form, auch wenn Sie eventuell mit mehreren Kindern arbeiten. Nutzen Sie dennoch diese Anrede, damit sich jedes Kind angesprochen fühlt.

Lesen Sie langsam und mit ruhiger Stimme.

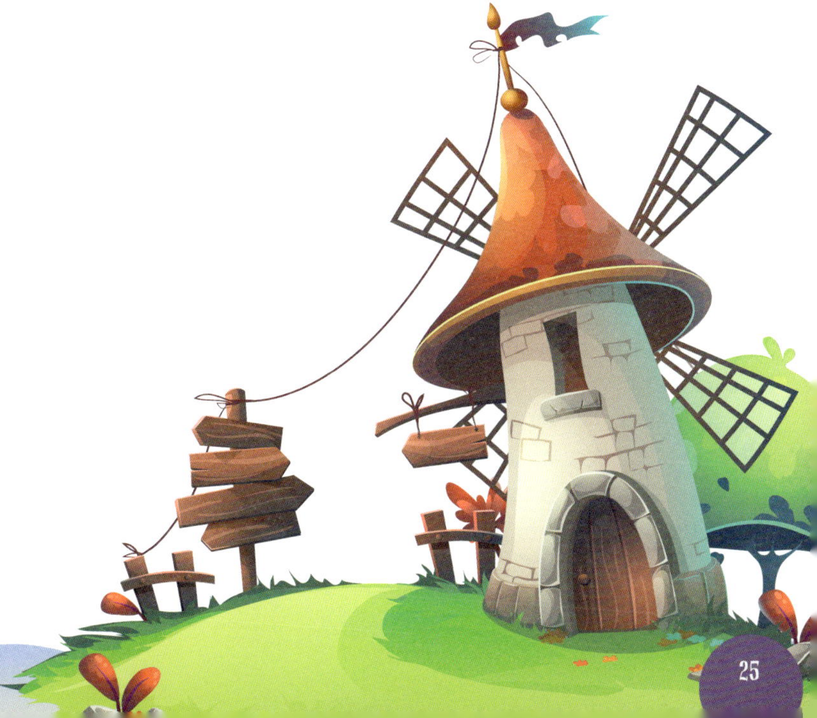

Der immer gleiche Beginn

Mache es dir ganz bequem. Schließe die Augen ...

Möchte das Kind die Augen nicht schließen, bestehen Sie nicht darauf. Es hat seine Gründe, die wir nicht kennen.

Du kannst dich jetzt ausruhen, und du brauchst nichts mehr zu tun. Du bist so, wie du bist, genau richtig ...
Atme ein paar Mal so tief durch, wie du nur kannst ...
Du merkst, dass du viel Schweres mit dir herumschleppst ...
Stelle dir jetzt vor, dass alles, was schwer ist, von dir abfällt, ohne dass du etwas tun musst. Das passiert ganz von allein ...
Du bist jetzt ganz leicht, berührst aber immer noch den Boden. Du fühlst dich jetzt schon viel besser als am Anfang.
Jetzt stelle dir eine Tür vor ...

Du gehst durch die Tür hindurch. Auf einmal stehst du in einer ganz wunderbaren Landschaft, in einem Garten, auf einer Wiese oder in einem Wald ...
Du musst hier gar nichts tun, du kannst dich einfach hinlegen, herumtoben oder spielen ...

Den letzten Satz finden Sie zu Beginn jeder inneren Reise als Brücke in den Text. Alle inneren Reisen beginnen in dieser Landschaft.

Hier sind einige Fragen, die Sie dem Kind während der Reise oder nach der Ausleitung stellen können, um es noch besser kennenzulernen und um ihm zu helfen, das Erlebte zu verstehen. Schreiben Sie seine Antworten auf, und notieren Sie Ihre eigenen Gedanken dazu.

- Wie stellst du dir diese Schwere vor?
- Was hilft dir, das Schwere loszulassen?
- Wie sieht deine innere Landschaft aus?

Für Sie:

- Was möchte ich während des Vorlesens beachten?
- Was hilft mir, selbst ruhiger zu werden?

Das immer gleiche Ende

Auch der Ausklang der Fantasiereisen ist immer der gleiche. Damit Sie nicht hin- und herblättern müssen, finden Sie den Text am Ende jeder Reise. Soll die Reise zum Einschlafen dienen, holen Sie das Kind nicht wieder zurück. Das geschieht beim Aufwachen von ganz allein. Die Reisen, die als Einschlafhilfe verwendet werden können, sind mit diesem Symbol markiert: 

Die Fantasiereisen

Die goldenen Herzen

Es ist erwiesen, dass das Gehirn das Glückshormon Serotonin ausschüttet, wenn man Liebe erfährt. Das Gute ist: Das funktioniert auch mit Selbstliebe. Deshalb geben wir dem Kind mit dieser Fantasiereise jetzt erst einmal ein Werkzeug an die Hand, mit dem es sich jederzeit selbst mit Liebe überschütten kann. Im EEG kann man sehen, dass das Belohnungszentrum bereits aktiv wird, wenn man sich einfach nur Herzen auf den Körper malt oder klebt. Wäre es nicht sinnvoll, dieses Wissen zu nutzen?

Du musst hier gar nichts tun, du kannst dich einfach hinlegen, herumtoben oder spielen ...

Auf einmal siehst du, dass in deiner Landschaft ein Lichtstrahl auf die Erde fällt, wie ein Sonnen- oder Mondstrahl. Das sieht wunderschön aus, und du gehst hin ...
Der Lichtstrahl ist ganz warm, und du hast Lust, dich in ihn hineinzustellen. Das machst du jetzt, du gehst einen Schritt in diesen Lichtstrahl hinein ...
In diesem Licht zu stehen, fühlt sich ganz wunderbar an. Es strömt durch deinen ganzen Körper und wärmt dich. Ja, es ist sogar, als ob du durch dieses Licht leichter wirst ...

Auf einmal passiert etwas Wunderschönes: Von oben rieseln ganz viele goldene und silberne Herzchen auf dich herab. Du musst lachen, so schön fühlt sich das an ...
Es ist, als landen weiche Schneeflocken auf dir, aber nicht so kalt ...
Die Herzchen fallen auf deinen Kopf und auf dein Gesicht. Du streckst die Zunge heraus. Jetzt landet ein Herz auf deiner Zunge. Es schmilzt dort, und es schmeckt ganz süß. Du schluckst es runter, und auf einmal wird es in deinem Körper ganz leicht und warm ...

Immer mehr kleine Herzen landen auf deiner Zunge, und du schluckst sie runter ...
Sie füllen nach und nach deinen ganzen Körper, nicht nur deinen Magen. Diese Herzchen wissen ganz genau, wo sie gebraucht werden, und so sammeln sie sich in deinem Körper da, wo sie am besten helfen können ...
Hast du zum Beispiel Schmerzen, dann sammeln sich die Herzchen an der Körperstelle, die wehtut. Bist du traurig, dann füllen sie dein Herz ...
Wenn es dir gut geht, dann geht es dir mit den kleinen Herzen in dir noch viel besser. Jetzt sind überall Herzen, um dich herum und in dir ...
Das macht dich leicht und glücklich. Bleibe so lange in dem Lichtstrahl und in dem Herzchengestöber stehen, wie es dir gefällt ...

Möchten Sie die Meditation zum Einschlafen nutzen, dann sagen Sie:

Mache es dir jetzt in der Lichtsäule bequem, lege dich hin, und ruhe dich aus. Du kannst hier schlafen, solange du willst.

Wenn nicht, dann geht es so weiter:

Nimm die Herzen in dir mit, wenn du genug hast, und verlasse dann den Lichtstrahl mit einem Schritt ...
Jetzt gehst du durch deine Landschaft zurück. Du siehst die Tür, durch die du gekommen bist ...
Du gehst durch diese Tür hindurch und bist jetzt wieder hier, wo deine Reise begonnen hat ...
Recke und strecke dich, atme tief durch, bewege deine Hände und Füße ...
Und jetzt machst du die Augen wieder auf, bist frisch und wach.

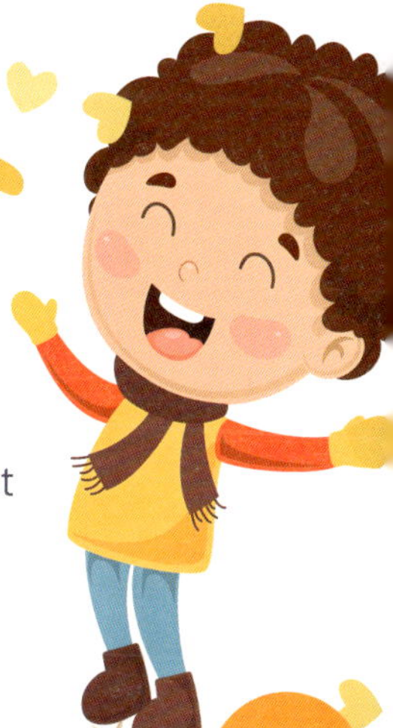

Stark werden durch die Kraft des Drachen

Kinder sind oft emotionale Spielbälle der Menschen, die ihnen nahestehen. Weil sie noch nicht unterscheiden können, welche Gefühle ihre eigenen sind und welche nicht, und weil sie davon abhängig sind, dass ihre familiäre Umgebung ihnen emotionale Sicherheit gibt, saugen sie die Emotionen aller Angehörigen in sich auf und versuchen, sie zu verarbeiten. Kinder tragen oft die emotionalen Lasten der Eltern und sind damit natürlich überfordert. »Resilienz« heißt die Kraft, die ihnen fehlt. Es ist die Fähigkeit, auf innere Ressourcen zurückzugreifen, um emotionale Krisen zu meistern, statt sich allzu sehr verbiegen und verformen zu lassen oder an ihnen zu zerbrechen.

Drachen stehen im deutschsprachigen Raum in erster Linie für Unbesiegbarkeit. Wir nutzen die Kraft des Drachen, um Kindern innere Stärke und psychische Unverformbarkeit zu geben, damit sie heranreifen können.

> Du musst hier gar nichts tun, du kannst dich einfach hinlegen, herumtoben oder spielen ...
>
> Auf einmal siehst du in einiger Entfernung eine weiße Dampfwolke. »Pfft, pfft, pfft«, hörst du ein leises Geräusch, und du gehst auf diese Wolke zu ...

Du kannst es vielleicht kaum glauben, aber in deiner Landschaft sitzt ein kleiner Drache. Er übt gerade das Feuerspucken, damit er so gefährlich wirkt wie die großen Drachen. Er schaut dich traurig an, als du kommst ...
»Ich kann nur Dampf machen«, jammert er, und du gehst zu ihm. Du streichelst ihm den Kopf und die Nase. »Dampf finde ich besser als Feuer, sonst könnte ich dich gar nicht anfassen«, sagst du zu ihm, und der Drache nickt ...
»Das stimmt«, sagt er nachdenklich. Du streichelst ihm wieder die Nase, und ein bisschen Dampf kommt heraus ...

Der Dampf streift deine Hand, und jetzt saugt deine Hand den Dampf auf, als wäre sie ein Schwamm ...
Das ist wirklich merkwürdig, und so etwas hast du noch nie gesehen. Auch der kleine Drache kann es kaum glauben. Er stößt die nächste Dampfwolke aus, und du hältst die andere Hand hin ...
Wieder saugt deine Hand den Dampf auf, als wäre er etwas, was sie dringend braucht ...
Auf einmal fangen deine Hände an, auf sehr angenehme Weise zu kribbeln.

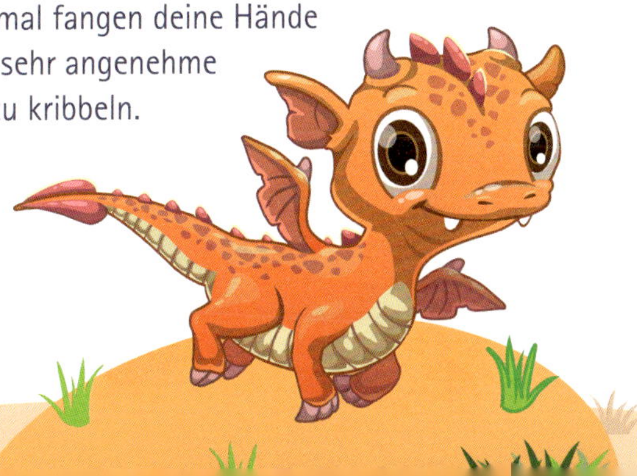

Es ist gerade so, als wirst du stärker. Du merkst richtig, wie du mehr Kraft bekommst ...
»Das ist Zauberdampf!«, rufst du auf einmal. »Der macht mich stark, damit ich mich wehren kann und damit mir nichts mehr passiert!« Der kleine Drache richtet sich auf und ist auf einmal gar nicht mehr so klein ...
»Das kann ich, ich kann dir helfen, stark zu werden?«, fragt er und sieht sehr glücklich aus. »Dann komm, stelle dich vor mich, und ich puste dich voll. Vielleicht soll ich gar kein Feuer machen, sondern dir Kraft geben.« ...

Du stellst dich vor den Drachen, und er stößt weiße Dampfwolken aus. Sie verschwinden in deinem Körper, und du fühlst dich sehr gut dabei. Der Dampf verwandelt sich in deinem Körper in Stärke, Zuversicht und Selbstvertrauen ... Du fühlst dich immer besser. Irgendwann ist dein Körper voll. Du erkennst das

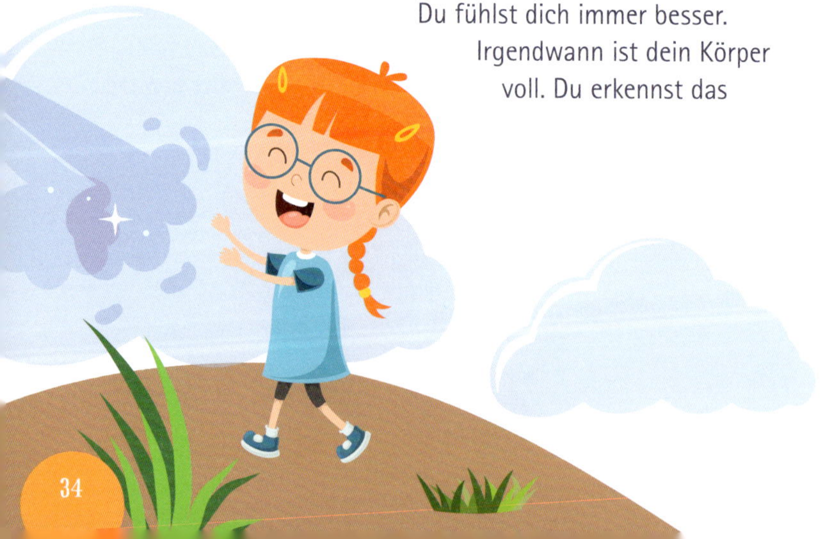

daran, dass der Dampf nun um dich herumwabert und dein Körper ihn nicht mehr aufnimmt …
Der kleine Drache lacht und schnaubt ein letztes Mal. Du umarmst ihn, und ihr kuschelt ein wenig …
»Wenn du Kraft brauchst, komm zu mir, und ich puste dich voll«, sagt er, und du nickst. Es ist gut, zu wissen, dass du hier immer die Kraft bekommst, die du brauchst, denkst du …
Du verabschiedest dich von dem kleinen Drachen, und er ruht sich in deiner inneren Landschaft aus …

Jetzt gehst du durch deine Landschaft zurück. Du siehst die Tür, durch die du gekommen bist …
Du gehst durch diese Tür hindurch und bist jetzt wieder hier, wo deine Reise begonnen hat …
Recke und strecke dich, atme tief durch, bewege deine Hände und Füße …
Und jetzt machst du die Augen wieder auf, bist frisch und wach.

Die goldene Kugel

Die nachfolgende Fantasiereise dient dem Kind, sich selbst heilende Kraft zukommen zu lassen. Eine goldene Kugel rollt durch den Körper und entspannt ihn. Diese innere Reise ist somit ideal, wenn das Kind krank ist, Prüfungsangst hat oder einschlafen soll. Es ist sinnvoll, wenn es lernt, die Reise auch allein durchzuführen. Sie ist ganz einfach.

Du musst hier gar nichts tun, du kannst dich einfach hinlegen, herumtoben oder spielen ...

Jetzt setzt du dich an eine ganz besonders schöne Stelle in der Natur. Stelle dir vor, in deiner Hand liegt eine goldene Lichtkugel. Sie leuchtet und strahlt mehr als alles, was du jemals gesehen hast. Die Kugel fühlt sich warm und angenehm in deiner Hand an. Du merkst sofort, dass du dich besser fühlst. Jetzt beginnt auch deine Hand, golden zu leuchten ...
Diese goldene Kugel hat ganz besondere Kräfte. Sie macht dich stark und gesund. Wenn die Kugel so richtig warm und golden leuchtet, dann stelle dir vor, dass sie durch deinen Bauch in deinen Körper hineinrollt ...

Jetzt befindet sich der goldene Lichtball in deinem Bauch. Vielleicht spürst du schon die Wärme ...

Wenn dein Bauch ganz warm und golden ist, rollt der Ball weiter. Er rollt in deine Brust, in deinen Hals und in deine Arme. Du fühlst den Ball in jedem deiner Körperteile, auch im Kopf, am Rücken und in den Händen ...
Dann rollt er weiter den Bauch hinunter in die Beine und Füße. Überall wird dein Körper ganz leicht, warm und golden ...

Der Ball gibt dir überall neue Kraft und Energie. Jetzt lässt du den Ball dahin rollen, wo dir etwas wehtut oder du dich nicht wohlfühlst ...
Sofort fängt die goldene Kraft an, den Körperteil, der wehtut oder sich nicht gut anfühlt, zu heilen und zu beruhigen.
Er wird wärmer oder kühler, je nachdem, was sich für dich besser anfühlt. Das goldene Licht beruhigt dich und legt sich wie eine schützende Hülle um deine Organe, Knochen und Muskeln ...
Dein Körper wird heller und leichter, und du spürst, wie neue Kraft in dich fließt ...
Der Ball strahlt mit voller Kraft in deinem ganzen Körper und gibt ihm, was er braucht. Das ist sehr angenehm. Du spürst, wie du dich noch mehr entspannst und immer ruhiger wirst.
Vielleicht wirst du müde, vielleicht aber auch ein bisschen wacher, je nachdem, was für dich besser ist ...

Nun bitte den Ball, zu der Körperstelle zu rollen, die seine Kraft am meisten braucht, auch wenn du nicht genau weißt, welche das ist ...
Er rollt jetzt in den Körperteil, in dem du am meisten Heilung und Kraft benötigst ...

Irgendwann ist dein ganzer Körper golden und warm. Jetzt kannst du den goldenen Ball wieder aus deinem Körper in deine Hand rollen lassen oder ihn in deinem Körper behalten, je nachdem, was dir lieber ist ...
Wann immer du dich nicht gut fühlst, kannst du ihn bitten, in dich hineinzurollen. Der Ball hat jedes Mal genau die Kraft, die du brauchst ...

Hier können Sie die Reise beenden und das Kind einschlafen lassen.

Jetzt gehst du durch deine Landschaft zurück. Du siehst die Tür, durch die du gekommen bist ...

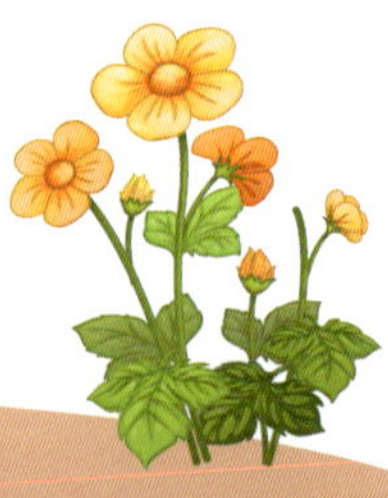

Du gehst durch diese Tür hindurch und bist jetzt wieder hier, wo deine Reise begonnen hat ...
Recke und strecke dich, atme tief durch, bewege deine Hände und Füße ...
Und jetzt machst du die Augen wieder auf, bist frisch und wach.

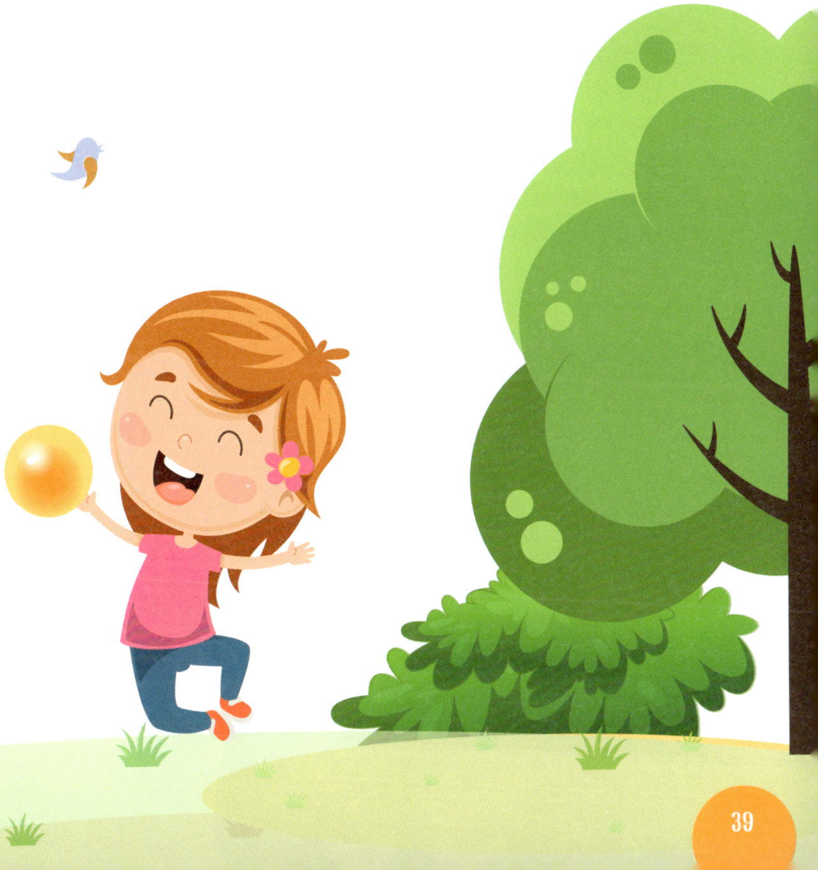

In der Murmeltierhöhle

»Wie ein Murmeltier schlafen« ist ein Ausdruck, den fast jeder kennt, und er bedeutet, sich vollkommen sicher und geborgen zu fühlen, während man tief und fest schläft. Diese völlige Sicherheit vermittelt die nachfolgende Fantasiereise.

Das Kind kuschelt mit den Murmeltieren, es fühlt sich in der Murmeltierfamilie gut aufgehoben und zärtlich gehalten. Das Kind spürt, wie wunderschön es ist, wenn es sich an atmende Wesen anschmiegen darf und sich behütet und beschützt weiß. Die innere Reise ist daher besonders auch für Kinder gedacht, die sich einsam fühlen oder niemanden an sich heranlassen.

Als Krafttier steht das Murmeltier besonders für die Fähigkeit, sich Schutz zu suchen, sich bei Gefahr zurückzuziehen und in einer guten Gemeinschaft seinen Platz zu finden.

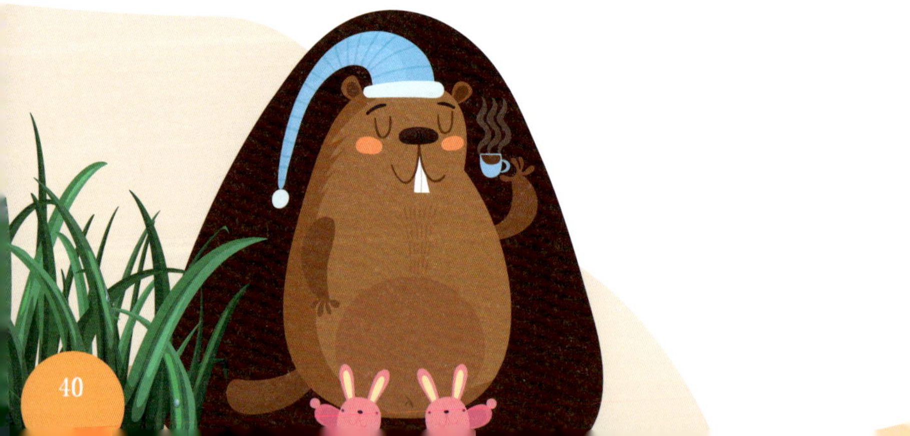

Du musst hier gar nichts tun, du kannst dich einfach hinlegen, herumtoben oder spielen ...

Auf einmal bemerkst du ein sehr niedliches Tier in deiner Nähe. Es ist graubraun, und man sieht es kaum, wenn es auf einem Stein sitzt. Das Tier ist so groß wie ein Kaninchen, doch es hat keine langen Ohren. Es kommt auf dich zu und reibt seine Nase an dir ...
Es stößt einen leisen Pfiff aus, und du verstehst es sofort: Es will, dass du mit ihm kommst. Das Tier ist so süß, dass du es zuerst streichelst, bevor du ihm folgst. Es lässt sich sehr gern von dir streicheln ...

Jetzt gehst du hinter ihm her. Es führt dich durch deine Landschaft, und auf einmal kommt ihr zu einem Loch im Boden, einem Eingang. Davor sitzt ein zweites Tier, das genauso aussieht ...
»Wir leben in großen Familien«, sagt das Tier vor dem Höhleneingang, »und du bist heute herzlich bei uns eingeladen.« ...
Du bist natürlich zu groß, um durch das Erdloch zu passen, doch das Murmeltier, das dich hierher begleitet hat, berührt dich jetzt wieder mit seiner Nase ...
Auf der Stelle wirst du kleiner, und das fühlt sich ganz natürlich und sehr gut an. Du bist jetzt so groß wie ein Häschen ...

Jetzt passt du ganz bequem durch das Erdloch, und du folgst dem Murmeltier in seine Höhle. Ihr krabbelt durch einen langen Gang, von dem aus viele Gänge abzweigen …
»Wir leben ganz tief in der Erde, und bei uns ist es sehr gemütlich«, sagt das Murmeltier, während es mit dir weiter durch den Gang geht. »Du kannst dich bei uns ausruhen und mit uns kuscheln. Im Winter schlafen wir alle zusammen in unserer Schlafhöhle, die zeige ich dir jetzt. Immer wenn du dich ausruhen magst, kannst du einfach zu uns kommen, auch wenn es kein Winter ist. Wir sind immer für dich da.« …

Jetzt öffnet sich der Gang, und ihr kommt in eine große Höhle. Diese Höhle ist ganz und gar mit sehr weichem Heu ausgepolstert. Einige Murmeltiere haben sich gemütlich aneinandergekuschelt und schauen dich schläfrig an …
Auf der Stelle musst du lachen. Sie sehen zu süß aus, diese pelzigen, weichen Tiere im Heu. Einige von ihnen rücken ein Stück auseinander und machen dir Platz. »Komm zu uns«, sagen sie dir, und du krabbelst auf allen Vieren durch das weiche Heu auf die Murmeltiere zu …
Jetzt liegst du zwischen ihnen und fühlst ihr wunderschönes, kuscheliges Fell. Sie sind warm, und du hörst ihren Herzschlag. Es ist so gemütlich, und du fühlst dich so geborgen, wie du es noch nie erlebt hast …

Du atmest tief auf. Die Murmeltiere um dich herum stupsen dich mit ihrer Nase an. So begrüßen sie andere Tiere und auch Kinder, die sie sehr mögen ...
»Bei uns bist du sicher, und du musst nichts machen«, sagt ein Murmeltier. »Du kannst hier einfach liegen und dich mit uns ausruhen. Du darfst uns streicheln, wenn du willst, aber du kannst auch einfach nichts machen.« Und auf einmal spürst du seine kleine, feuchte Nase an deiner ...
Das fühlt sich lustig an, und du begrüßt nun alle Tiere, indem du deine Nase an ihre legst ...

Irgendwann hast du alle Tiere um dich herum angestupst, und jetzt legst du dich wieder hin ...
Du entspannst dich und genießt die kuscheligen Felle, das Atmen, die Wärme und das weiche Heu. Du musst hier wirklich nichts tun, alles ist gut ...
Du musst hier niemandem gefallen, du musst es niemandem recht machen. Du kannst einfach sein, wie du bist, alles ist gut. Hier im Heu bei den Murmeltieren bist du sicher ...
Sie mögen dich genau so, wie du bist, einfach weil du da bist. Du darfst so, wie du bist, bei ihnen liegen. Sie freuen sich über deine Wärme und deinen Herzschlag genauso, wie du dich über sie freust ...
Immer entspannter wirst du, bis du einschläfst ...

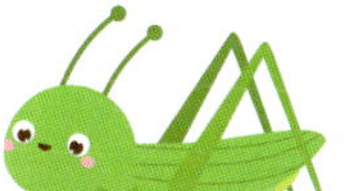

Beenden Sie hier die Reise, wenn das Kind schlafen möchte oder soll.

Irgendwann wachst du wieder auf. Du fühlst dich sehr gut, denn du hast ganz viel Kraft von den Murmeltieren bekommen ...
Auch die anderen Murmeltiere stehen jetzt auf, und gemeinsam geht ihr durch den langen Gang nach draußen ...
Wenn du magst, dann kannst du draußen noch ein wenig mit ihnen spielen ...
Doch jetzt merkst du, es wird Zeit, dich von ihnen zu verabschieden. Du wirst wieder größer und größer, bis du deine normale Größe erreicht hast ...

Jetzt gehst du durch deine Landschaft zurück. Du siehst die Tür, durch die du gekommen bist ...
Du gehst durch diese Tür hindurch und bist jetzt wieder hier, wo deine Reise begonnen hat ...
Recke und strecke dich, atme tief durch, bewege deine Hände und Füße ...
Und jetzt machst du die Augen wieder auf, bist frisch und wach.

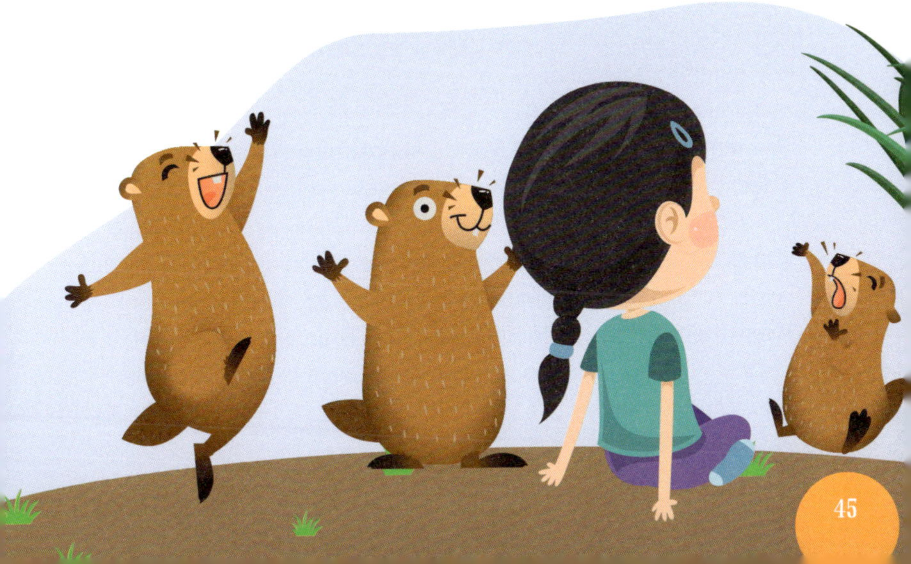

In der Pferdeherde

Pferde sind die Lieblingstiere vieler Kinder. Die Herde gibt Geborgenheit, die großen Körper schenken Wärme und Sicherheit, das Reiten vermittelt das Gefühl, getragen zu werden. Die Weichheit und Sanftheit der Pferde bringen Kinder dazu, bei aller Vorsicht liebevoll und zärtlich mit ihnen umzugehen.

In der Fantasiereise trifft das Kind ein Pferd, lässt sich von ihm tragen und wird dann selbst zu einem Pferd. Es galoppiert mit anderen Pferden über grüne Wiesen, tobt sich aus und ruht sich zusammen mit der Herde aus.

Die innere Reise ist besonders schön für alle Kinder, die Pferde lieben. Sie vermittelt Lebensfreude und hilft Kindern, die wenig Selbstwertgefühl haben, sich selbst als schön, stark und in der Herde geliebt zu erleben.

> Du musst hier gar nichts tun, du kannst dich einfach hinlegen, herumtoben oder spielen...
>
> Du gehst ein paar Schritte und befindest dich auf einmal in einer wogenden Graslandschaft. Du schaust dich um und erfreust dich an den grünen Hügeln. Das Grün wirkt wie Samt, es schimmert in allen möglichen Farbtönen, je nachdem, wie der Wind durch das Gras hindurch streicht ...

In einiger Entfernung grast eine friedliche Pferdeherde, und du gehst auf sie zu ...
Die Pferde heben nicht einmal den Kopf, drehen dir nur ihre Ohren zu und grasen weiter, so viel Frieden strahlst du aus. Du fühlst dich ganz und gar sicher und entspannt, und du freust dich sehr darauf, den Pferden nah zu sein. Du weißt aber auch, dass du nur langsam auf sie zugehen solltest ...

Auf einmal löst sich eines der Pferde aus der Herde, wendet sich dir zu und trabt voller Freude und mit erhobenem Kopf auf dich zu, gerade so, als kennt es dich ...
Tiefe Freude erfüllt dich, während dieses wunderschöne Wesen mit wehender Mähne auf dich zukommt. Dir kommt es auch so vor, als würdest du es schon kennen, und du hast gar keine Angst, obwohl das Pferd wirklich schnell auf dich zutrabt ...
Das Pferd ist jetzt ganz nah und stoppt direkt vor dir, senkt seinen Kopf und legt seine Stirn an deine. Du kraulst seine zarten Ohren und die unendlich weichen Nüstern, streichst über seine schimmernde, lange Mähne ...

Das Pferd schnaubt und senkt den Kopf noch weiter. Und nun geschieht ein Wunder: Das Pferd beugt die Vorderbeine, senkt den Rücken und bietet dir mit einem Blick an, dich auf seinem Rücken zu tragen. Egal, ob du jemals geritten bist oder nicht, du weißt, du bist vollkommen sicher auf dem Rü-

cken dieses Pferdes. Du legst ein Bein über den Rücken des Pferdes und setzt dich bequem zurecht. Mit einem kleinen Ruck steht es wieder auf und bleibt ruhig stehen ...
Du beugst dich nach vorn und legst deine Wange an seine glatte Mähne. Du hältst dich an der Mähne fest, und es fühlt sich ganz und gar natürlich und sicher an, auf diesem Pferd zu liegen ...

Langsam bewegt sich das Pferd nun vorwärts und trägt dich zu der Herde hin. Es spürt genau, ob es dich ganz langsam und sachte tragen darf oder ob du im Galopp über die grünen Wiesen reiten möchtest, und es erfüllt dir deinen Wunsch ...
So viel Spaß hattest du schon lange nicht mehr wie auf dem Rücken dieses Pferdes. Ihr kommt jetzt auf die Herde zu, und auf einmal seid ihr mitten unter all diesen Pferden ...

Die Pferde laden dich ein, Teil ihrer Herde zu werden, und das willst du sehr gern. Das Pferd, das dich trägt, beugt jetzt wieder die Vorderbeine und lässt dich absteigen. Und jetzt geschieht ein zweites Wunder ...
Du verwandelst dich. Deine Füße verwandeln sich in Hufe, deine Hände tragen dich auf einmal ebenso wie deine Beine.

Du spürst, wie du stärker wirst, ruhiger, kraftvoller, du wirst zu einem wunderschönen Pferd, zum Teil der Herde ...
Die anderen Pferde begrüßen dich, indem sie dich beschnuppern. Dann setzt sich die ganze Herde in Bewegung, und du folgst den anderen. Du trabst an, und etwas in dir öffnet sich. Du galoppierst zusammen mit den anderen los, wieherst laut und ungehemmt ...

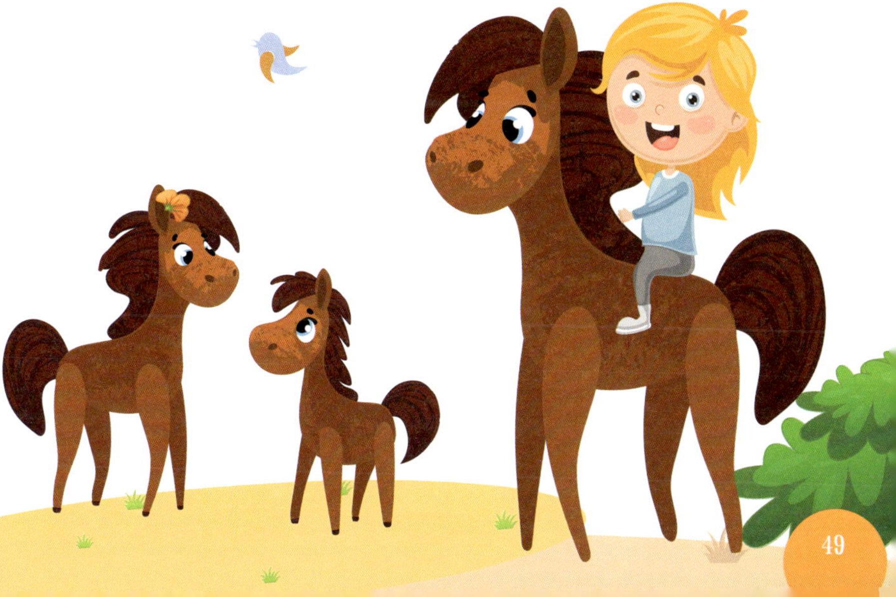

Du spürst die Freiheit, ganz und gar du selbst zu sein, so wild und stark, wie du es eben bist, aber auch so zärtlich und sanft. Du genießt mit den anderen zusammen das Donnern eurer Hufe und die gemeinsame Bewegung, die euch wie ein großes Ganzes erscheinen lassen ...
Du galoppierst zusammen mit den anderen Pferden über die Wiesen, du buckelst, wirfst deine Hinterbeine hoch und machst vor lauter Freude Luftsprünge ...

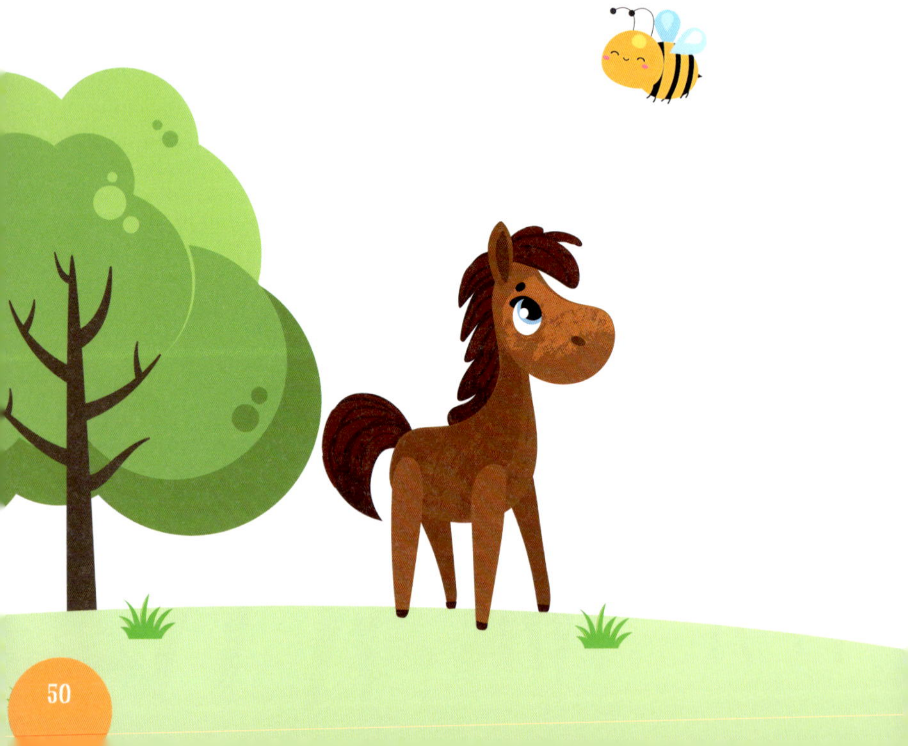

Jetzt kommt die ganze Herde wieder zur Ruhe. Die ersten Pferde legen sich ins Gras und ruhen sich aus. Du legst dich dazu und genießt die Entspannung. Du hörst das Schnaufen der Pferde um dich herum, riechst ihre warmen Leiber und bist eins mit ihnen ...
Nach einer Weile wirst du ganz von selbst wieder zu dem Menschen, der du bist ...
Du stehst auf und streichelst alle Pferde, die das wollen. Die Herde verabschiedet sich von dir, und die Pferde reiben ihre Nase sehr sanft an dir ...
Sie wiehern leise, als du dich auf den Weg zurück machst.
Du weißt, du kannst jederzeit hierher zurückkommen und mit den Pferden durch die weite Graslandschaft ziehen. Du bist jetzt Teil dieser Herde und nie wieder allein ...

Jetzt gehst du durch deine Landschaft zurück. Du siehst die Tür, durch die du gekommen bist ...
Du gehst durch diese Tür hindurch und bist jetzt wieder hier, wo deine Reise begonnen hat ...
Recke und strecke dich, atme tief durch, bewege deine Hände und Füße ...
Und jetzt machst du die Augen wieder auf, bist frisch und wach.

Ruhe am Feuer

Das Feuer vermittelt Wärme, Geborgenheit und Sicherheit. Es hilft Kindern, die sich einsam fühlen, schwermütig sind, Schweres mit sich herumschleppen und die Nestwärme brauchen. In der Fantasiereise kann das Kind das Schwere, das es für andere trägt, ins Feuer werfen, sich ausruhen und der Kraft des inneren Feuers vertrauen. »Wofür brennst du?«, ist die Frage, die das Feuer jedem Menschen stellt. Am Feuer findet das Kind einen gemütlichen Platz, an dem es sich einkuscheln kann. Der Hüter des Feuers befreit es von alten Lasten.

Wenn Sie möchten, dass das Kind einschläft, dann lassen Sie die Rückholung einfach weg. Wenn man müde ist, gibt es nichts Schöneres, als sich an ein Lagerfeuer zu legen, gewärmt zu werden und dem Knistern zu lauschen, während man einschläft. In der inneren Reise gibt es einen Hüter des Feuers, damit sich das Kind sicher fühlt, denn auch hier sollten Kinder nicht allein am Feuer gelassen werden.

Du musst hier gar nichts tun, du kannst dich einfach hinlegen, herumtoben oder spielen...

Auf einmal bemerkst du, ein bisschen entfernt von dir brennt ein Lagerfeuer. Du gehst auf das Lagerfeuer zu ...
Du merkst, wie warm es hier ist und wie gut dir diese Wärme tut. An dem Lagerfeuer liegen eine dicke Decke und ein Kissen. Das ist ein Platz für mich, denkst du vielleicht, und das stimmt auch. Du gehst zu diesem Platz und setzt dich hin. Er ist sehr bequem, und du kannst es dir hier so richtig gemütlich machen ...

Auf einmal merkst du, dass jemand neben dir sitzt. Es ist ein wunderschönes Wesen, das einen roten Umhang trägt ...
»Ich freue mich wirklich sehr, dass du da bist«, sagt das Wesen. »Ich passe auf das Feuer auf. Ich achte darauf, dass es immer schön brennt und dass du dir nicht daran wehtust. Beides ist ganz wichtig. Es muss brennen, damit es in dir immer schön warm ist und damit du dich geborgen und wohlfühlst. Das Feuer hilft dir sogar dabei, zu wissen, was du willst, kannst du dir das vorstellen? So wichtig ist es. Und ich muss aufpassen, dass es dich nicht verbrennt. Denn wenn das Feuer zu hoch wird, dann willst du auf einmal alles Mögliche, und du weißt gar nicht mehr, was du wirklich möchtest. Das Feuer sagt dir, was dir wirklich Spaß macht.

Wenn du etwas tust, was dir Freude bereitet, dann muss ich es fast nicht hüten, denn dann brennt es von ganz allein. Wenn du zu viel davon tust, dann wird es zu hoch. Dann passe ich auf. Das merkst du daran, dass du auf einmal müde wirst oder dich nicht mehr wohlfühlst.« Du nickst und freust dich. Wie schön, dass jemand auf dieses Feuer achtet ...

»Lass uns was ausprobieren«, sagt das Wesen. »Denke einmal an etwas, was dir ganz viel Freude macht.« ...
Und wirklich, während du an etwas denkst, was dich glücklich macht, wird das Feuer immer größer, aber du musst keine Angst haben. Das Wesen ist da und passt auf. »Schau, wie ich es dir gesagt habe: Wenn du ganz viel Spaß hast, dann muss ich gar nicht darauf achten, dass das Feuer nicht ausgeht. Hilf mir also, und tue ganz viele Dinge, die dich glücklich machen. Ich zeige dir dann schon, wenn es genug ist, indem ich dich müde mache. Siehst du, das mache ich so.« Das Wesen zieht den roten Umhang aus und dreht ihn auf links. Innen ist er dunkel und schimmert, als wäre er aus Nacht gemacht. Das Feuerwesen zieht den dunklen Mantel an, und auch das sieht sehr schön aus. Das Feuer wird augenblicklich kleiner, und du wirst müde. Das gibt's ja gar nicht, denkst du vielleicht, aber doch, wirklich, du wirst müde ...

»Jetzt lege dich hin«, sagt das Wesen mit dem jetzt dunklen Umhang. »Ruhe dich ein wenig aus. Während du dich ausruhst, zupfe ich alles von dir ab, was nicht zu dir gehört. Weißt du, manchmal meinen andere Menschen, wir müssten etwas für sie tun, auch wenn wir das gar nicht wollen. Doch weil wir sie liebhaben, machen wir es trotzdem. Das ist dann, als hättest du auf einmal ganz viele kleine Schnüre an dir, gerade so, als wärest du eine Marionette. Das sind Puppen an Schnüren, die alles machen müssen, was der Puppenspieler ihnen sagt. Bei den Puppen ist das gut, bei Kindern nicht so.« Du liegst jetzt am Feuer, und du hörst das sanfte Knistern des Holzes …

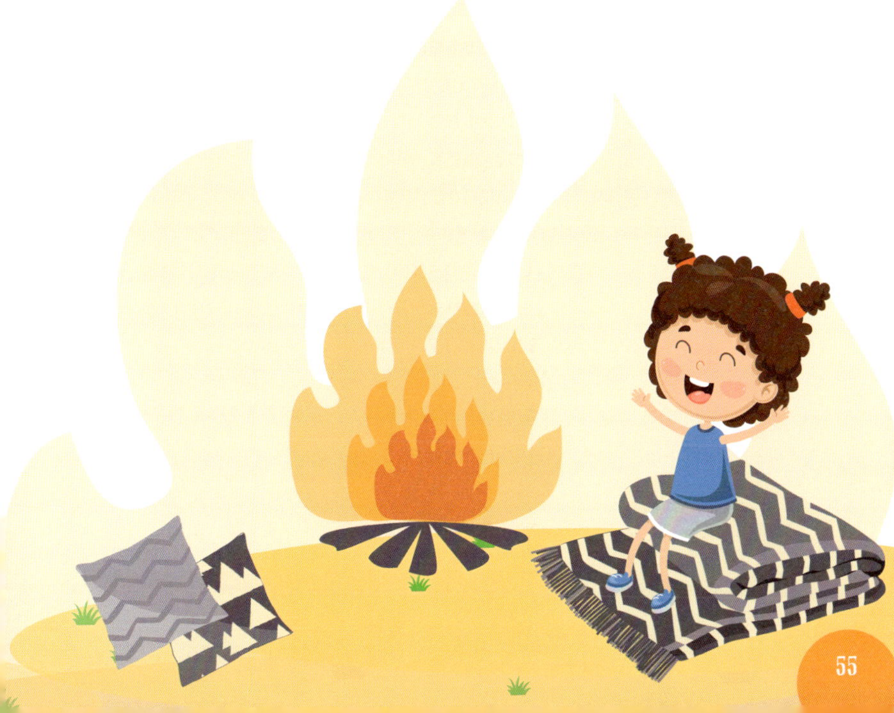

Das Wesen mit dem dunklen Umhang streichelt dich ganz vorsichtig und zupft ein bisschen an dir. Das fühlt sich sehr angenehm an. Du kannst dich ausruhen und fühlst dich sehr sicher. Manchmal merkst du, dass es ein paar von den Schnüren, die es von dir abgezupft hat, ins Feuer wirft, denn dann wird es ein bisschen wärmer ...
Immer wenn es etwas ins Feuer wirft, merkst du außerdem, dass du dich ein bisschen besser fühlst. Du wirst innen immer leichter und wärmer zugleich. Immer besser kannst du dich ausruhen und dich einfach gut fühlen. Wenn du magst, dann kannst du, während du dich ausruhst, ein bisschen ins Feuer schauen. Du siehst den geheimnisvollen roten und gelben Schein des Feuers. Das sieht so schön aus ...
Das Wesen zupft noch ein wenig, dann ist es fertig. Es setzt sich zu dir und nimmt dich, wenn du das magst, in den Arm. Du kannst dich sogar unter seinen Umhang kuscheln. Noch nie hast du dich so geborgen gefühlt wie unter dem Umhang des Wesens. »Ich gehöre zu dir«, sagt es. »Ich bin immer für dich da.« Du freust dich, dass so ein liebes Wesen immer für dich da ist, und kannst dich jetzt wirklich ausruhen ...

Hier könnten Sie die Reise beenden, wenn das Kind schlafen möchte oder soll.

Irgendwann, wenn du dich genug ausgeruht hast, merkst du, dass du wieder aufstehen willst. Du stehst also auf und verabschiedest dich von dem Wesen. Es trägt den Umhang nun wieder mit der roten Seite außen. »Ich bleibe am Feuer und hüte es für dich«, sagt das Wesen und winkt dir freundlich zu …

Jetzt gehst du durch deine Landschaft zurück. Du siehst die Tür, durch die du gekommen bist …
Du gehst durch diese Tür hindurch und bist jetzt wieder hier, wo deine Reise begonnen hat …
Recke und strecke dich, atme tief durch, bewege deine Hände und Füße …
Und jetzt machst du die Augen wieder auf, bist frisch und wach.

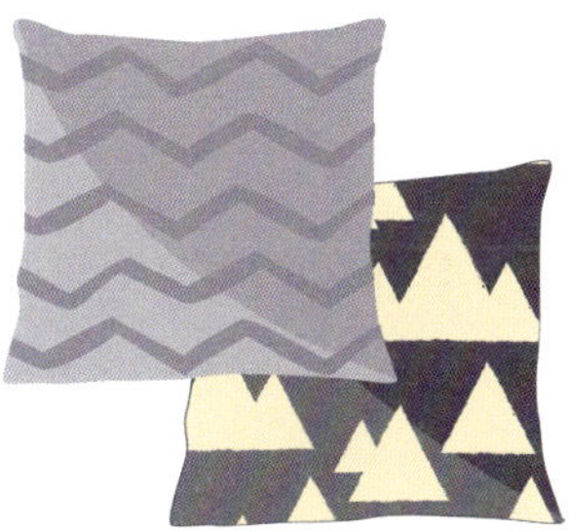

Die Raupe im Apfel

Diese Fantasiereise hilft dem Kind, es sich gemütlich zu machen, sich auszuruhen und sich in einer gesunden Umgebung selbst zu nähren.

Das Kind trifft eine Raupe, die es in das Innere eines köstlichen Apfels führt. Das Kind lernt den Geschmack eines Apfels kennen und schätzen. Durch die liebenswerte Raupe, die ganz verrückt nach Äpfeln ist, bekommt es einen Gefährten, der ihm hilft, sich gesund zu ernähren, und der ihm zeigt, wie man sich ausruht.

Der Apfel steht für Nahrung, Weiblichkeit, Mutter Erde und vermittelt das Gefühl, vom Leben genährt zu sein. Der Apfel ist seit jeher ein Symbol für Fruchtbarkeit und Reichtum.

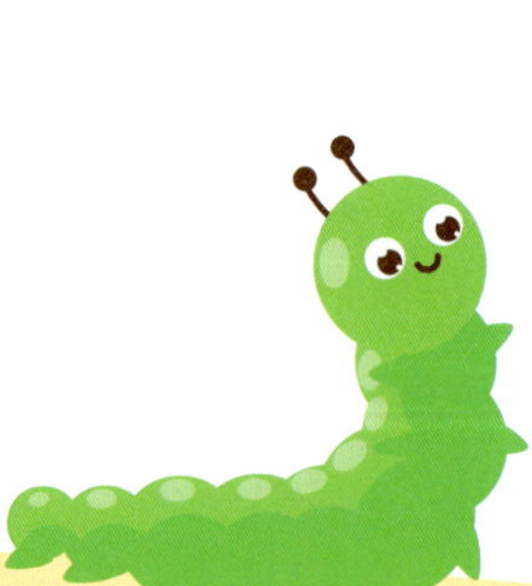

Du musst hier gar nichts tun, du kannst dich einfach hinlegen, herumtoben oder spielen ...

Du gehst ein bisschen in der Landschaft umher und kommst zu einem Baum. Unter dem Baum liegen viele rote Äpfel im grünen Gras, das sieht sehr schön aus ...
Du nimmst einen Apfel aus dem Gras, er ist ganz sauber. Du willst hineinbeißen, da hörst du auf einmal eine Stimme: »Mir wird ja ganz schwindlig, wenn du diesen Apfel hochhebst! Und überhaupt ist das mein Apfel!« ...
Gerade willst du den Apfel fallen lassen, da siehst du ein ganz liebes Gesicht aus dem Apfel herausschauen. Das Gesicht ist so lieb, dass du gar keine Angst haben musst ...
»Wer bist du denn?«, fragst du das Gesicht, und es lächelt dich freundlich an. Jetzt siehst du, dass es zu einer sehr hübschen Raupe gehört. »Ich bin eine Raupe, und ich wohne hier«, sagt die Raupe. »Ich habe es hier sehr gut, ich kann nämlich mein eigenes Haus essen. Das ist wirklich praktisch. Wenn ich es aufgegessen habe, dann suche ich mir einfach ein neues. Oder ich werde zum Schmetterling, mal sehen. Das weiß man nie so genau. Du hast bestimmt schon gehört, dass aus manchen Tieren, die wie Würmer aussehen, Schmetterlinge werden, oder? Dann nennt man den Wurm ›Raupe‹, so wie mich.«

Du nickst oder schüttelst den Kopf, je nachdem. Die Raupe lächelt dich wieder an. »Willst du einmal ins Innere des Apfels kommen? Dann zeige ich dir, wie ich hier wohne, und du darfst ein Stückchen von meinem Haus essen«, sagt sie, und du nickst. »Aber ich bin viel zu groß«, sagst du, und die Raupe legt ihr Gesicht in niedliche Falten. Sie denkt nach, und auf einmal lacht sie. »Wenn du ganz vorsichtig bist, dann darfst du ein Stück von dem Apfel abbeißen. Dann wirst du ganz klein und kannst mich besuchen.« ...
Das willst du ausprobieren. Du drehst den Apfel und beißt ein kleines Stückchen von der Rückseite ab. Er schmeckt köstlich. Jetzt legst du den Apfel in das Gras ...
Auf einmal spürst du, wie du immer kleiner wirst. Das ist ein ganz tolles Gefühl. Die Grashalme sind jetzt höher als du, und es kommt dir vor, als wärst du in einem Wald statt auf einer Wiese. Jetzt sieht der Apfel auf einmal aus wie ein wunderschönes rotes Haus. Es duftet wunderbar. Die Raupe kriecht jetzt ganz heraus. Sie schimmert ganz hell, beinahe wie Silber. »Komm herein, sei mein Gast!«, lacht sie, und auf einmal siehst du, dass ein Tunnel in den Apfel hineinführt. Der Tunnel ist gerade so groß wie die Raupe selbst, und du kannst sehr leicht hindurchkrabbeln. Das tust du jetzt ...

Im Tunnel riecht es sehr lecker nach Apfel, was ja klar ist, er ist ja auch ganz aus Apfel gemacht. Auf einmal erreichst du das Ende des Tunnels. Im Inneren des Apfels ist eine Höhle, nämlich die Wohnung der Raupe. Diese Apfelhöhle ist sehr gemütlich eingerichtet, und du kannst dich hier ausruhen. Mitten im duftenden Apfel legst du dich hin …

Die Raupe sagt: »Ich passe auf dich auf. Du kannst dich hier ausruhen und ein bisschen schlafen oder träumen. Wenn du genug hast, dann krabbelst du einfach wieder aus dem Apfel heraus und wirst wieder groß.« …

So liegst du jetzt mitten im Apfel. Die Raupe wacht über dich, und du entspannst dich. Der Duft des Apfels beruhigt dich, und du fühlst dich warm und geborgen …

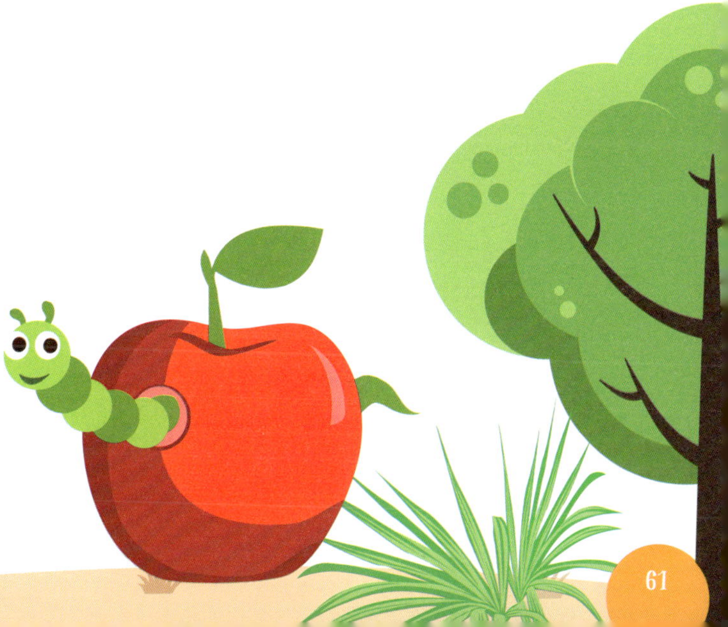

Wenn Sie die Reise zum Einschlafen nutzen, dann lassen Sie das Kind hier bleiben und sich ausruhen. Beenden Sie in diesem Falle die Reise mit diesen Worten:

Du bist vollkommen sicher in diesem Apfel und kannst hier schlafen, bis du erholt und ausgeruht wieder aufwachst – die Raupe passt die ganze Zeit auf dich auf.

Soll das Kind nicht einschlafen, geht es so weiter:

Du spürst, wie die Lebenskraft des Apfels in dich einströmt, wie du immer frischer wirst. »Äpfel machen dich stark«, sagt die hübsche Raupe, und du fühlst dich auch schon viel stärker ...
Irgendwann bist du ganz voll mit Apfelkraft. Du öffnest die Augen und schaust die Raupe an. »Danke, dass ich in dein Zuhause kommen durfte«, sagst du, denn das ist nicht selbstverständlich. Normalerweise reden Raupen nicht so gern mit Menschen, weil Menschen sie sowieso nicht verstehen. Aber du jetzt schon. Die Raupe gibt dir noch ein Stückchen von dem Apfel zu essen. »Immer wenn du Kraft brauchst, beiße in einen Apfel. Passe aber auf, dass niemand

darin wohnt, versprichst du mir das?«, sagt die Raupe. Du nickst und machst dich auf den Rückweg durch den Raupentunnel …
Es kann sein, dass du ein bisschen klebrig geworden bist, denn der Apfel ist sehr saftig. Doch das macht dir nichts aus. Jetzt bist du wieder an der frischen Luft. Die Raupe schaut wieder aus ihrem Apfel heraus. Du verabschiedest dich von ihr …
Auf einmal wirst du wieder so groß, wie du vorher warst. Doch du fühlst dich ein bisschen ruhiger und stärker zugleich. Das ist ein sehr schönes Gefühl. Du streichelst noch einmal zart über das Haus der Raupe, dann machst du dich auf den Rückweg …

Jetzt gehst du durch deine Landschaft zurück. Du siehst die Tür, durch die du gekommen bist …
Du gehst durch diese Tür hindurch und bist jetzt wieder hier, wo deine Reise begonnen hat …
Recke und strecke dich, atme tief durch, bewege deine Hände und Füße …
Und jetzt machst du die Augen wieder auf, bist frisch und wach.

Mit Glühwürmchen tanzen

Der Anblick von Glühwürmchen ist für fast alle Menschen magisch und zauberhaft. Glühwürmchen, eigentlich Leuchtkäfer, stehen im Schamanischen für das innere Licht, aber auch für Täuschung – die sogenannten Irrlichter des Lebens. In der nachfolgenden Fantasiereise wollen sie das Kind auffordern, sein eigenes Licht leuchten zu lassen und sich voller Freude mit anderen Gleichgesinnten an sich selbst zu erfreuen.

Die innere Reise ist für alle Kinder, die entmutigt sind, Fehlschläge erlitten haben oder noch nicht genau wissen, was sie lieben und gern machen. Ganz besonders ist die Reise für Kinder gedacht, die nicht fühlen, wie wertvoll sie und ihre wahren Fähigkeiten sind.

Das Kind trifft eine Glühwürmchenwolke und ist fasziniert von deren Schönheit. Es wird selbst zum Glühwürmchen. Es lernt, das, was es aus sich selbst heraus gut kann, zu einem Lichtstrahl zu bündeln, und strahlt am Ende heller als alle anderen. So bekommt es ein Gefühl dafür, dass es wertvoll ist und mit seinem eigenen Licht andere erfreuen kann.

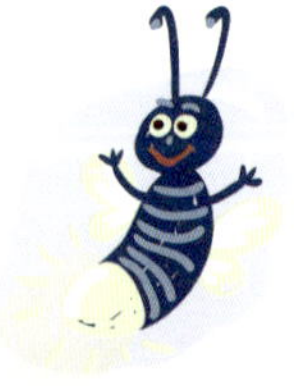

Du musst hier gar nichts tun, du kannst dich einfach hinlegen, herumtoben oder spielen ...

In deiner Landschaft ist es dunkel, doch das ist vollkommen in Ordnung. Du fühlst dich absolut sicher und geborgen ... Auf einmal siehst du eine Wolke aus kleinen Sternen. Sie schweben in der Luft, ganz viele Lichter. Wunderschön sieht das aus. Du weißt auch, was das ist: Es sind Glühwürmchen, kleine Käfer, die leuchten können. Diese leuchtende Wolke kommt jetzt auf dich zu ...
Auf einmal fangen die Glühwürmchen an, mit dir zu sprechen. Sie sagen: »Wenn du willst, dann darfst du ein bisschen mit uns fliegen und leuchten, das ist ein ganz besonderes Erlebnis.« ...

Das möchtest du gern, auch wenn du vielleicht nicht weißt, wie das geht. Die Glühwürmchen setzen sich jetzt auf deine Hand und auf deinen Arm, sodass diese leuchten. Das fühlt sich wunderschön an ...
Sie sagen dir: »Wenn du es erlaubst, dann verwandeln wir dich auch in ein Glühwürmchen, so lange, wie du gern ein Glühwürmchen sein möchtest.« Du nickst, denn du möchtest sehr gern mit den Glühwürmchen in der Nacht umherfliegen. Ein Glühwürmchen fliegt jetzt direkt vor deine Stirn und berührt dich zwischen den Augen. Auch das fühlt sich wunder-

bar an, du musst überhaupt keine Angst haben. Es ist wie ein leichtes Kitzeln zwischen den Augenbrauen ...

Und auf einmal wirst du ganz klein, und du hast Flügel. Du bist jetzt so groß wie die Glühwürmchen, doch du leuchtest noch nicht ...
»Wie geht denn das mit dem Leuchten?«, fragst du, und die Glühwürmchen sagen dir: »Stelle dir das vor, was du am allerliebsten machst, das, was dich begeistert, was dich ganz und gar glücklich macht. Das erzeugt ein Licht in dir, und dieses Licht ist das Leuchten, das du siehst.« ...
Vielleicht dauert es eine kleine Weile, doch mehr und mehr erinnerst du dich an das, was du wirklich liebst, was du am allerliebsten tust und was du deshalb auch einfach gut kannst. Jetzt entsteht ein Licht in deinem Herzen oder in deinem Bauch ...
Stelle dir vor, du tust genau das, was du so gern tust. Du siehst, wie das Licht immer größer und stärker wird ...
»Wir können dein Licht schon sehen!«, rufen die Glühwürmchen. »Bringe es nach außen, lasse es leuchten! Wir wissen, dass du das kannst.« ...
Noch stärker stellst du dir vor, dass du genau das tust, was du liebst. Auf einmal merkst du, wie du zu leuchten anfängst. Die Glühwürmchen um dich herum strahlen vor Freude, sie jubeln dir zu ...

»Und jetzt komm, und fliege mit uns«, rufen sie. Du hast Flügel, und so kannst du jetzt wirklich fliegen. Inmitten der leuchtenden Wolke erhebst du dich zusammen mit den anderen in die Luft. Das ist wunderschön. Überall um dich herum sind leuchtende Punkte, und du selbst bist der hellste von allen ...

Ihr schwirrt durch Bäume, durch Felder, ihr landet auf Blumen, und ihr bildet wunderschöne Formen aus Licht ...

»Lasst uns ein Herz formen«, schlägt eines der Glühwürmchen vor, und tatsächlich, die ganze leuchtende Wolke wird zu einem wunderschönen, strahlenden Herzen. Das fühlt sich so gut an, dass du noch heller leuchtest ...

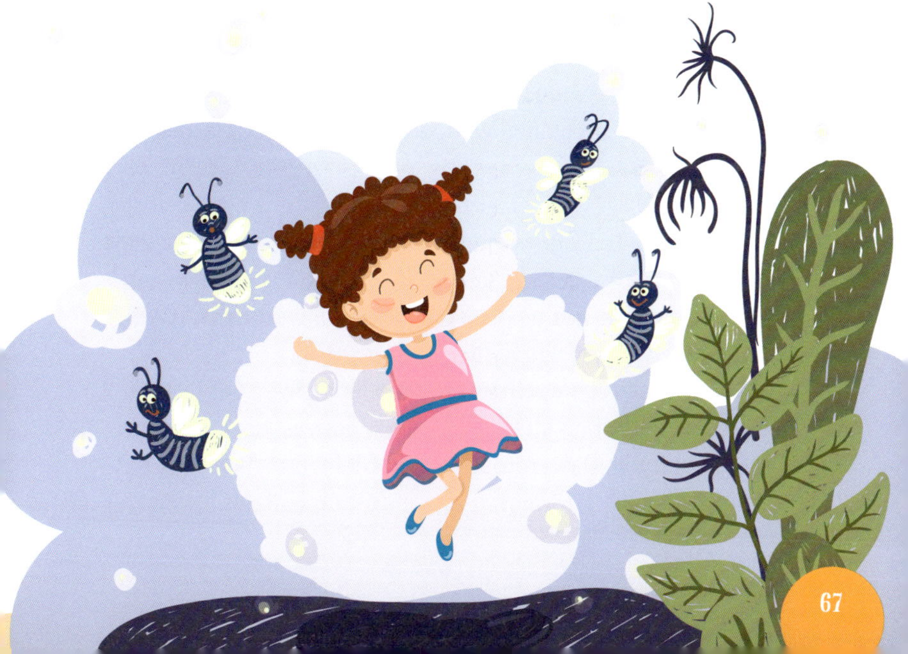

Du bist Teil dieses Herzens, und als Herz fliegt ihr jetzt durch die Nacht. Viele sehen euch, sehen dieses leuchtende, strahlende Herz mitten in der Dunkelheit, und das macht alle, die es sehen, glücklich ...

Wenn es einen Menschen gibt, den du ganz besonders glücklich machen willst, dann stelle ihn dir jetzt vor ...
Das Glühwürmchenherz, in dem du ganz besonders hell strahlst, fliegt jetzt zu diesem Menschen, und ihr schenkt ihm das Licht, das ihr alle ausstrahlt. Das fühlt sich wunderbar an ...
Du entspannst dich vollkommen in diesem leuchtenden Herz. Du fühlst dich sicher, und du weißt, deine ganz besonderen Fähigkeiten tragen dazu bei, dass das Herz so leuchtet und strahlt. Das Herz leuchtet die ganze Nacht, doch irgendwann erkennst du: Der Himmel wird langsam rosa, der Morgen dämmert herauf ...

Am Tag leuchten Glühwürmchen nicht, und so verblasst jetzt nach und nach das Licht all dieser Leuchtkäfer. »In Wirklichkeit verblasst es gar nicht«, sagen die Glühwürmchen. »Wir ziehen unser Licht nur wieder nach innen.« ...
Und das tust auch du. Selbstverständlich bleibt das Licht in dir, es leuchtet und strahlt, und du kannst es jederzeit nach außen bringen. Dazu musst du kein Glühwürmchen sein, das kannst du auch als Mensch tun, indem du einfach machst,

was du liebst, und dich und andere dadurch erfreust. Die Glühwürmchenwolke landet jetzt auf dem Boden, und auf einmal wirst du wieder ein Mensch …
»Wir leuchten jede Nacht«, sagen die Glühwürmchen. »Du kannst jede Nacht mit uns fliegen, andere beglücken oder dich einfach an dir selbst erfreuen. Für jetzt verabschieden wir uns von dir, und auch du gehst jetzt wieder in dein Leben. Es war wunderschön, mit dir zu fliegen, und wir freuen uns sehr, dich ganz bald wieder zu treffen und dein wunderbares Strahlen zu sehen.« …

Jetzt gehst du durch deine Landschaft zurück. Du siehst die Tür, durch die du gekommen bist …
Du gehst durch diese Tür hindurch und bist jetzt wieder hier, wo deine Reise begonnen hat …
Recke und strecke dich, atme tief durch, bewege deine Hände und Füße …
Und jetzt machst du die Augen wieder auf, bist frisch und wach.

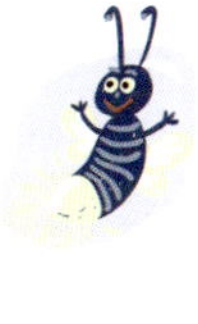

In der Seerosenblüte

Während dieser Fantasiereise fliegt das Kind mithilfe einer Libelle zu einer Seerose, ruht sich in ihr aus und kann einschlafen. Es lässt sich vom Wasser tragen und lernt, sich hinzugeben und sich anzuvertrauen.

Besonders geeignet ist diese innere Reise für Kinder, die sich nur schwer fallen lassen können, die immer angespannt sind und die viel Geborgenheit und Zärtlichkeit brauchen.

Seerosen stehen in vielen Märchen für Zartheit, Leichtigkeit und Lebensfreude. Die Seerose wurzelt tief im Schlick, doch die Blüte ist durch ihre wachsartige Oberfläche immer rein und sauber. Alles perlt von ihr ab, sie ist unantastbar. So steht die Seerose wie auch die Lotosblüte für spirituelle Reinheit und dafür, dass selbst oder gerade aus dem Schlamm Reines und Gutes erwachsen kann. Im Schlick verzweigt sich das Wurzelwerk der Seerose sehr weit. Auch wenn die Blüte zart und verletzlich aussieht, so ist das Wurzelwerk äußerst stark, hervorragend vernetzt und in der Lage, viele Nährstoffe aus dem Boden zu ziehen. Diese Kombination aus Schönheit, Reinheit und Unantastbarkeit an der Oberfläche und einem sehr effektiven Wurzelwerk im Untergrund, das die Pflanze verlässlich trägt und nährt, ist ein ideales Symbol dafür, wie man geerdet, vom Wasser, das im Schamanischen für die Welt der Gefühle steht, getragen werden und gleichzeitig auf spiritueller Ebene offen sein kann.

Du musst hier gar nichts tun, du kannst dich einfach hinlegen, herumtoben oder spielen ...

Jetzt möchtest du ein wenig herumlaufen. Du gehst einen schmalen Weg entlang. Er ist sehr hübsch und mit vielen Blumen bewachsen. Du achtest darauf, nicht auf die Blumen zu treten, und das ist ganz leicht ...
»Danke«, hörst du auf einmal die Blumen sagen, und du musst lachen, so süß klingen ihre Stimmen. Der Weg führt dich zu einem kleinen Teich. Du fühlst dich vollkommen sicher, und du gehst darauf zu ...

Das Wasser schimmert silbrig und wunderschön. Auf der Wasseroberfläche schwimmen die schönsten Blüten, die du je gesehen hast. Es sind Seerosenblüten, und sie duften einfach wundervoll. Rosa und weiß sind sie, und sie sind umgeben von flachen grünen Blättern. Wie Teller liegen die Blätter auf dem Wasser. Wunderschöne Insekten mit großen Flügeln schwirren um die Blüten herum. Sie heißen »Libellen«. Sie haben einen dunkelblauen Körper, der wie ein Stab aussieht, und in allen Farben schimmernde Flügel ...
Du streckst deine Hand aus, und eine Libelle setzt sich auf deinen Finger. Du musst lachen. Wie leicht sie ist ...

»Willst du dich einmal in eine Seerosenblüte hineinlegen?«, fragt dich die Libelle. »In einer Seerosenblüte kann man wunderbar träumen und sich ausruhen.« Du musst nicht lange nachdenken, denn natürlich willst du das. Doch du weißt auch, dass du viel zu groß dafür bist ...

Auch wenn du nicht weißt, wie das gehen soll, nickst du. Die Libelle sagt: »Erschrick nicht, ich werde jetzt ein bisschen größer. Jemand muss dich ja zu den Blüten bringen. Du kannst mit mir fliegen.« Die Libelle fliegt von deinem Finger herunter und setzt sich auf die Erde. Auf einmal wird sie ein Stückchen größer. Und noch ein Stück. Du siehst jetzt noch besser, wie wunderschön sie ist. Sie wird noch größer, und jetzt ist sie so groß, dass du ganz bequem auf ihren Rücken klettern kannst ...

»Halte dich gut an mir fest«, sagt die Libelle, und das geht ganz leicht. Du sitzt auf ihrem Rücken, als wäre sie ein Pony, und du hältst dich an ihr fest. Sie bewegt ihre Flügel. Sie sind jetzt riesig und schimmern wie ein Regenbogen. Du spürst den Wind, den die Flügel machen, und musst schon wieder lachen. Wie gut sich das anfühlt. Auf einmal hebt ihr ab und schwebt jetzt hoch in der Luft. Du siehst

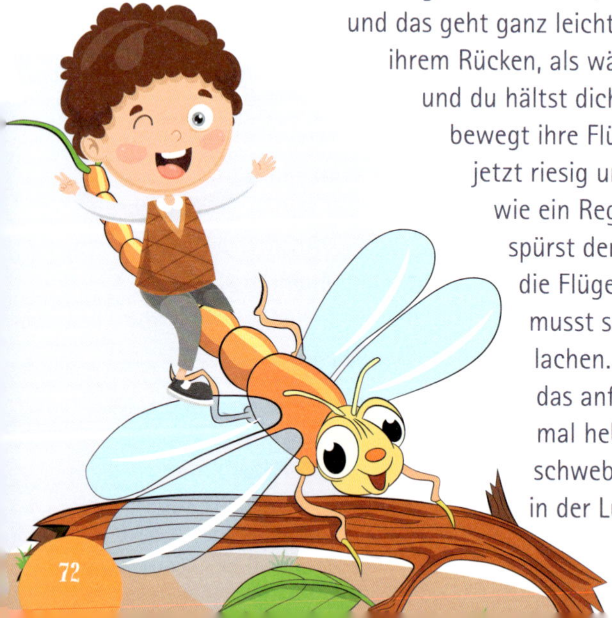

die Welt von oben, und du bist vollkommen sicher auf dem Rücken der Libelle ...

Jetzt geschieht etwas sehr Spannendes: Die Welt scheint immer größer zu werden. Oder werdet ihr immer kleiner? Tatsächlich: Während ihr fliegt, werdet ihr kleiner und kleiner, bis die Libelle wieder ihre natürliche Größe hat ... Du bist jetzt auch ziemlich klein, und das ist gut so, denn jetzt passt du perfekt in eine Seerosenblüte. »Welche gefällt dir am besten?«, fragt dich die Libelle, und du deutest auf eine ganz besonders schöne. Die Libelle fliegt mit dir zu der Blüte, landet sanft, und du steigst ab ...

Du stehst auf einem der sehr weichen Blütenblätter. Du setzt dich hin und rutschst über das Blütenblatt mitten hinein in die Blüte. Hier ist es noch viel weicher, und es duftet unbeschreiblich gut ...
Du legst dich in die Seerosenblüte hinein und wirst ganz ruhig und still ...
Die Seerosenblüte schaukelt dich sanft, sie treibt auf dem Wasser umher und wiegt dich liebevoll in den Schlaf. Weich und sicher schaukelst du auf dem Wasser. Ihr treibt an anderen Blüten vorbei. Schließlich trägt dich die Blüte unter eine riesige Trauerweide, die ihre Äste weit in das Wasser hängen lässt. Hier kommt die Blüte zur Ruhe ...
Das Licht ist sanft und grün, das Wasser ist ruhig, du wirst müde und schließt vielleicht die Augen. Weich wiegt dich

das Wasser, sanft fällt das grüne Licht auf dich, du beruhigst dich mehr und mehr, sinkst tiefer und tiefer in den Schlaf ...

Falls das Kind nun nicht schlafen möchte, dann holen Sie es nach einer Weile mit dem folgenden Text zurück:

Die Libelle landet auf dem Rand der Blüte. Du spürst den Wind, den ihre Flügel machen, und öffnest die Augen.
»Es wird Zeit, zurückzufliegen«, hörst du die Libelle sagen. Du nickst und steigst wieder auf ihren Rücken. Die Flügel bewegen sich, und schon geht es los. Ihr hebt ab und fliegt durch die Luft ...
Du lachst und schaust wieder von oben auf die Erde. Die Libelle dreht ein paar Runden über dem Teich, und du siehst, wie viele Blüten es hier gibt – einige sind offen, andere geschlossen. »Da sind noch sehr viele Blumen, die sich über deinen Besuch sehr freuen würden«, ruft die Libelle dir zu. »Komm einfach wieder, dann trage ich dich zu ihnen hinüber.« Während ihr fliegt, werdet ihr immer größer. Das geschieht ganz leicht, du merkst es kaum ...

Jetzt landet ihr, und du hast deine ganz normale Größe. Die Libelle sagt: »Stelle deine Beine fest auf die Erde, ich werde unter dir einfach wieder ganz klein, dann musst du nicht

absteigen.« Du lachst. Das gefällt dir. Du streckst deine Beine aus, und tatsächlich, die Libelle wird langsam kleiner ...
Deine Füße berühren jetzt den Boden, ganz sachte, dann immer fester. Die Libelle ist jetzt wirklich sehr klein geworden, und du stehst fest und sicher auf deinen Füßen auf der Erde ...
Sie verabschiedet sich von dir, und du siehst, wie sie wieder zum Teich fliegt, zu ihrer Libellenfamilie und ihren Libellenfreunden ...
»Komm wieder«, hörst du sie sagen, dann drehst du dich um ...

Jetzt gehst du durch deine Landschaft zurück. Du siehst die Tür, durch die du gekommen bist ...
Du gehst durch diese Tür hindurch und bist jetzt wieder hier, wo deine Reise begonnen hat ...
Recke und strecke dich, atme tief durch, bewege deine Hände und Füße ...
Und jetzt machst du die Augen wieder auf, bist frisch und wach.

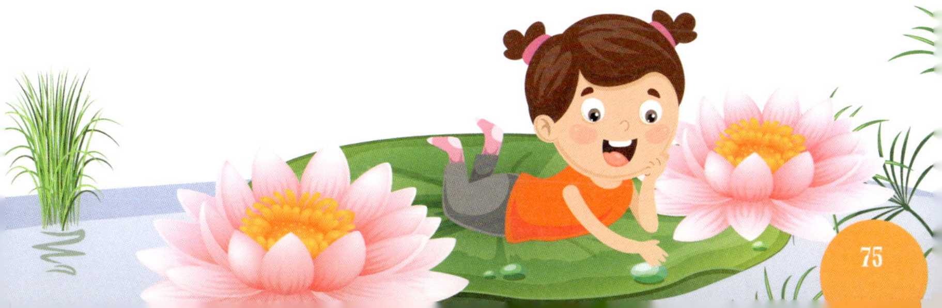

Mit einem Elefantenbaby planschen

Mit einem kleinen Elefanten zu baden, auf ihm herumzuturnen und dabei in Sicherheit zu sein, ist für viele Kinder eine wunderbare Vorstellung. Der kleine Elefant in der Fantasiereise ermutigt das Kind, aus sich herauszugehen, wild und frei zu sein. Es hat mit ihm einen Gefährten, der groß und stark ist, der es tragen kann und der mit ihm tobt.

Die innere Reise ist für Kinder gedacht, die bedrückt sind, sich einsam fühlen oder sich sehr zurücknehmen müssen und sich zumindest in Gedanken einmal unbeschwert austoben sollten. Am Ufer passt die Elefantenfamilie auf und gibt beiden, dem Babyelefanten und dem Kind, ein Gefühl von Sicherheit und Geborgenheit. Die Reise vermittelt, wie es ist, in einer gesunden und heilen Familie Schutz und Sicherheit zu erfahren, während man spielen darf. Elefanten kümmern sich umeinander und um ihre Kleinen, sie sind groß, stark und äußerst sensibel. Sie haben einen engen Familienverband und sind füreinander da. Diese Verbundenheit ist eine wertvolle Kraft, die dem Kind in dieser Reise vermittelt wird.

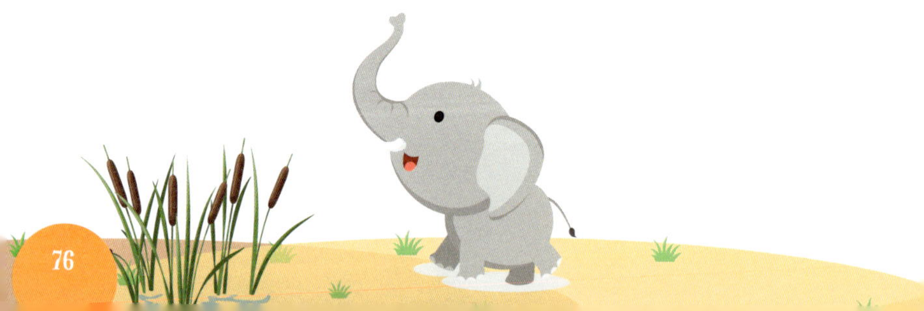

Symbolisch steht ein Elefant für Reichtum, Glück und Erdung. Doch vor allem ist er das Lieblingstier vieler Kinder.

Du musst hier gar nichts tun, du kannst dich einfach hinlegen, herumtoben oder spielen ...

Du gehst ein bisschen in deiner Landschaft umher, und auf einmal siehst du es in einiger Entfernung glitzern. Du gehst auf dieses Glitzern zu ...
Ein riesiger See wartet auf dich, und um diesen See herum stehen ganz viele Tiere, vor allem einige sehr große, graue Tiere mit riesigen Ohren und einem langen Rüssel. Das sind Elefanten, und sie sind wirklich, wirklich riesig ...
Du gehst weiter auf den See und auf die Elefanten zu, denn du weißt, sie tun dir nichts. Die Elefanten freuen sich, dich zu sehen, und begrüßen dich. Sie werfen ihren Kopf hoch, recken ihren Rüssel in die Luft und trompeten. Das ist sehr laut, und du freust dich über diese tolle Begrüßung ...

Zwischen den großen Elefanten entdeckst du plötzlich ein kleines Elefantenbaby, auch das ist immer noch sehr groß. Wenn du neben ihm stehst, kannst du gerade so über seinen Rücken schauen, seine Schultern sind fast so hoch wie du ...
Das Elefantenbaby kommt jetzt auf dich zu. Es kommt ganz langsam, damit du keine Angst haben musst, und jetzt steht es genau vor dir ...

Ganz vorsichtig hebt es seinen Rüssel und berührt dich damit an deiner Nase. Sein Rüssel ist nämlich seine Nase, das weißt du vielleicht. Aber nicht nur das, sein Rüssel ist auch wie ein Arm und sogar wie ein Trinkhalm. Es saugt das Wasser in den Rüssel und spritzt es dann in sein Maul. Das Elefantenbaby streichelt jetzt ganz vorsichtig mit seinem Rüssel über deinen Kopf. Das ist ein wunderschönes Gefühl ...
Du streckst die Hand aus und berührst das Elefantenbaby. Seine Haut sieht aus wie Leder, doch sie ist ganz weich und warm ...

Das Elefantenbaby stupst dich mit seinem Rüssel ein ganz kleines bisschen zwischen den Schultern und schiebt dich in Richtung See. Du verstehst sofort, was es will: Es will mit dir im See baden. Das Elefantenbaby weiß, dass du es verstanden hast, und geht schon mal vor. Mit seinem großen Körper stapft es in den See, wirft sich ins Wasser, sodass es eine große Wasserfontäne gibt ...
Es hält den Rüssel ins Wasser, saugt ganz viel davon in den Rüssel hinein und prustet es jetzt weit in den See hinaus. Doch das Elefantenbaby kann noch mehr: Es kann sich selbst duschen. Es saugt wieder Wasser in den Rüssel hinein, hebt den Rüssel und biegt ihn ein bisschen nach hinten, sodass es seinen eigenen Rücken abduschen kann. Das sieht so lustig und so süß aus, dass du lachen musst ...

Du ziehst ein paar deiner Kleidungsstücke aus, sodass du dich wohlfühlst. Egal, ob du schwimmen kannst oder nicht, du kannst ruhig in den See hineingehen, er ist nämlich ganz flach ...

Er reicht dem Elefantenbaby gerade mal bis zum Bauch, und weil das Elefantenbaby genauso groß ist wie du, wird es auch dir maximal bis zum Bauch reichen. Rings um den See herum stehen die großen Elefanten und schauen auf das Baby und auf dich. Du weißt, sie sind für euch da. Jetzt gehst auch du in das Wasser. Es ist wunderbar warm, genau richtig für dich. Der Boden ist sandig und ganz weich, du kannst sicher auf dem Boden in das Wasser hineinlaufen ...

Das Elefantenbaby trompetet und freut sich schon auf dich. Es saugt seinen Rüssel mit Wasser voll, und jetzt hält es ihn direkt über dich und prustet dir das Wasser auf den Kopf, so frech ist es. Und weißt du was? Weil das Wasser vorher in seinem Rüssel war, ist es jetzt noch wärmer ...

Das Elefantenbaby hat es mit seinem Körper aufgewärmt. Das ist ein wunderbares Gefühl. Das Elefantenbaby duscht dich ganz liebevoll ab ...

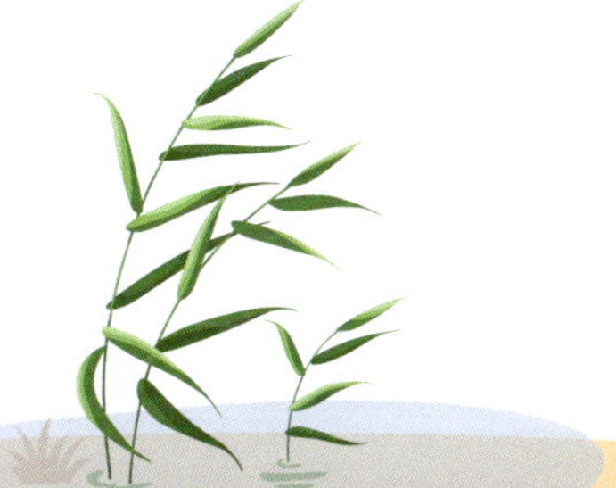

Doch was macht es jetzt? Es legt seinen Rüssel um deinen Körper, umarmt dich, und das fühlt sich großartig an. Und jetzt hebt es dich hoch. Der Rüssel des Elefantenbabys ist so stark, dass es das kann. Das hättest du sicherlich nicht gedacht. Das macht es aber nur aus Spaß, es setzt dich auch ganz schnell wieder ab ...
Jetzt prustet es dich ganz vorsichtig ein ganz kleines bisschen mit Wasser voll. Du benutzt deine offenen Hände, um das Elefantenbaby auch mit Wasser vollzuspritzen ...

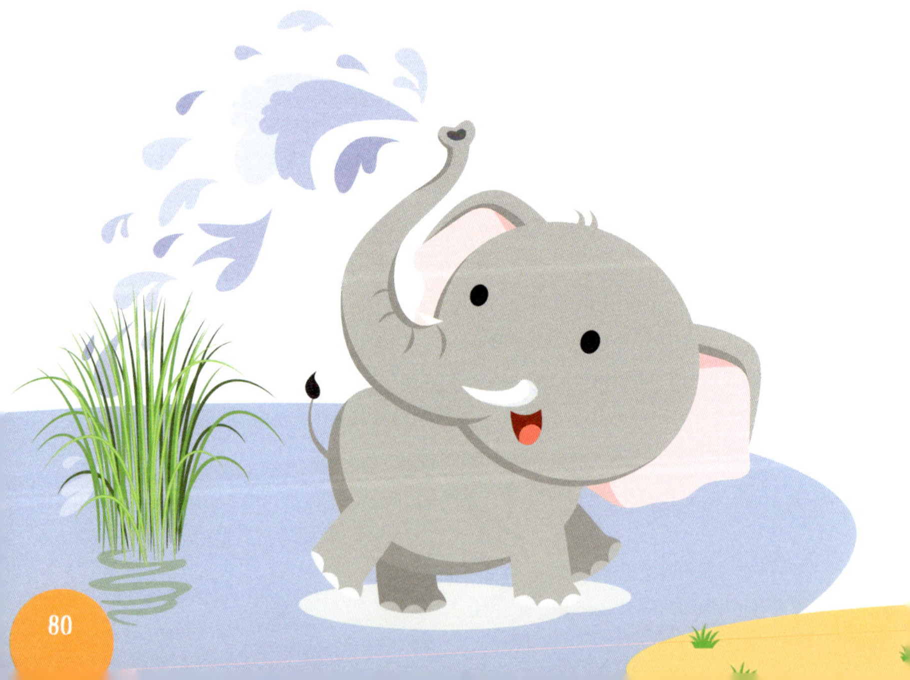

Es schlenkert mit seinen Ohren. Es scheint ihm ganz viel Freude zu machen, mit dir im Wasser zu spielen. Jetzt liefert ihr euch eine richtige Wasserschlacht. Schon lange hattest du nicht mehr einen solchen Spaß ...

Jetzt kommt ein großer Elefant ins Wasser gestapft. Er hat die ganze Zeit schon auf euch aufgepasst. Er streichelt dich ganz vorsichtig mit seinem Rüssel. Der Rüssel ist so sanft wie die Hand von jemandem, der dich sehr lieb hat ...
Du fasst diesen großen Rüssel an. Er ist ganz warm und weich, gleichzeitig ist er sehr stark ...
Der Elefant greift mit seinem großen Rüssel um deine Taille und hebt dich hoch. Du fühlst dich vollkommen sicher dabei. Jetzt setzt dich der große Elefant vorsichtig auf dem Rücken des kleinen ab ...
Das Elefantenbaby bleibt ganz ruhig stehen, während du jetzt auf ihm sitzt wie auf einem Pony. Seine Haut ist ganz weich und ein bisschen haarig. Es ist auch gar nicht hoch, direkt unter dir ist schon das Wasser. Dir kann also überhaupt nichts passieren, selbst wenn du herunterrollst. Doch das tust du nicht. Du sitzt sicher auf dem Elefantenbaby.
Es taucht seinen Rüssel wieder ins Wasser und duscht euch beide ab ...
Du musst lachen, so süß ist das. Vor lauter Lachen fällst du nun doch von seinem Rücken herunter, doch das ist wirklich

überhaupt nicht schlimm, denn das Wasser ist nicht tief. Du findest sofort wieder Stand darin ...

Ihr tobt noch ein bisschen miteinander im Wasser herum, doch irgendwann ruft die Elefantenmutter ihr Baby wieder aus dem Wasser heraus. Du gehst hinterher, auch für dich ist es jetzt genug ...
Am Ufer des Sees findest du ein paar wunderbar weiche Handtücher. Du trocknest dich ab und ziehst wieder deine Kleider an ...
Du umarmst den Rüssel des Elefantenbabys und den der großen Elefanten ganz fest. Ihren Kopf kannst du leider nicht umarmen, dazu ist er ein bisschen zu groß. Vielleicht möchtest du aber ihre Beine umarmen ...
Du verabschiedest dich auf die Weise, die für dich jetzt genau richtig ist ...

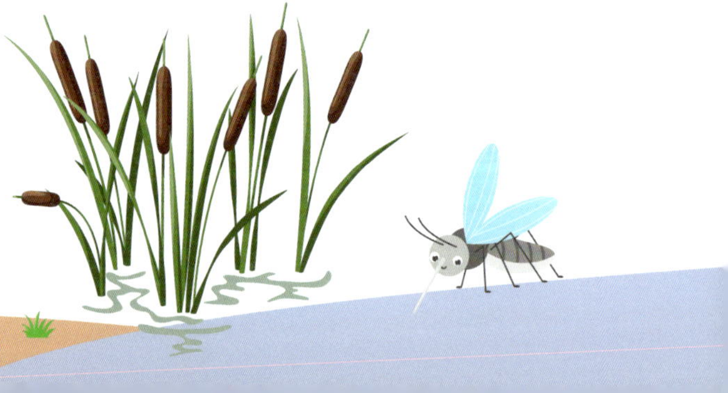

Jetzt gehst du durch deine Landschaft zurück. Du siehst die Tür, durch die du gekommen bist ...
Du gehst durch diese Tür hindurch und bist jetzt wieder hier, wo deine Reise begonnen hat ...
Recke und strecke dich, atme tief durch, bewege deine Hände und Füße ...
Und jetzt machst du die Augen wieder auf, bist frisch und wach.

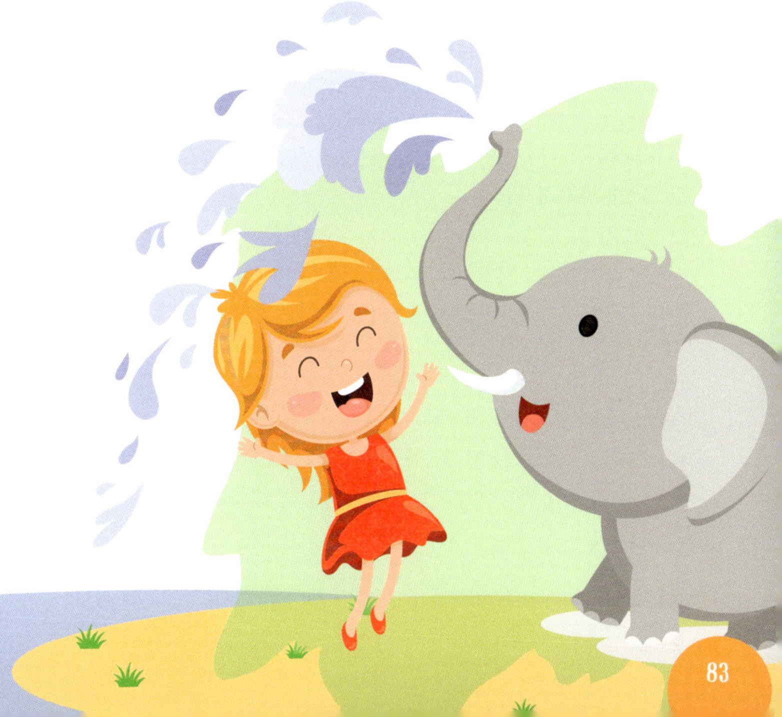

Im Freundeskreis der Bäume

Eine Baum-Fantasiereise darf nicht fehlen, wenn es um Ruhe und Stille geht. Bäume werden im Schamanischen »das stehende Volk« genannt, und man weiß, dass sie über Botenstoffe miteinander kommunizieren und sich sogar gegenseitig helfen. Einen Baum zu umarmen, sich gemütlich an ihn zu lehnen und auf ihn zu klettern, sind wichtige Erfahrungen für Kinder.

Während dieser inneren Reise wird das Kind selbst zum Baum. Es fühlt, wie sich seine Wurzeln in den Boden graben und dort auf die Wurzeln anderer Bäume treffen. Es erlebt den stabilen Stand an dem Platz, der ihm gehört, und es fühlt, wie Licht in seinen Blättern in Nährstoffe verwandelt wird. Das Kind erlebt sich als Heim für Tiere und fühlt sich stark, mit anderen verbunden und für andere hilfreich.

Die Reise ist für Kinder gedacht, die entwurzelt sind, zum Beispiel nach einer Trennung oder einem Umzug, die sich einsam fühlen oder sich selbst nichts zutrauen.

Wenn Sie die Möglichkeit haben, können Sie diese Reise in der Natur anbieten, an einem sicheren Ort, an dem sich das Kind wirklich an einen Baum lehnen kann. Eine wunderschöne Erfahrung!

Du musst hier gar nichts tun, du kannst dich einfach hinlegen, herumtoben oder spielen …

Du bist jetzt an einer Stelle, an der es viele hohe Bäume gibt. Du setzt dich hin, lehnst dich an einen der dicken Baumstämme und genießt es, die Kraft des Baumes im Rücken zu spüren …
Fast kommt es dir vor, als ob du selbst zu diesem Baum wirst. Und weißt du was? So ist es auch. Du verschmilzt mit der Baumrinde, und das fühlt sich unglaublich gut an …
Du spürst, wie sich deine Baumwurzeln in den Boden graben. Sie sind wie Fühler, die nach Wasser tasten. Sie wachsen genau in die Richtung, in der es Wasser gibt. Dabei treffen sie auf die Wurzeln der anderen Bäume. Eure Wurzeln begrüßen sich, verflechten sich und weisen sich gegenseitig den Weg …

Die Bäume wissen, es gibt genug Wasser für alle, und so helfen sie sich gegenseitig dabei,

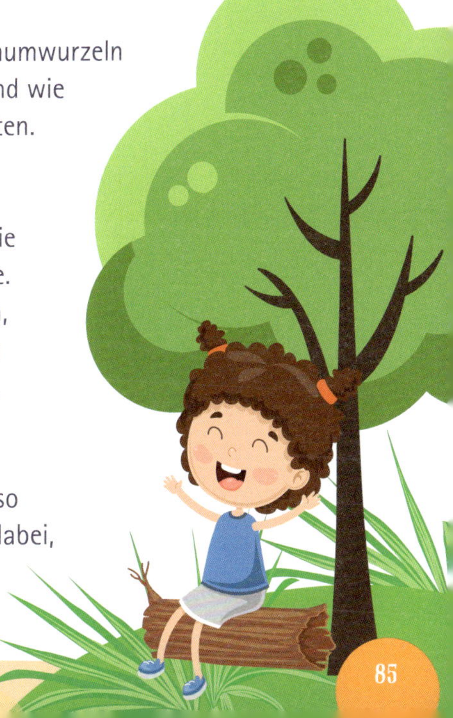

mit ihren Wurzeln das Wasser zu finden. Es ist, als reichen sich die Bäume unter der Erde die Hände, und genau so fühlt es sich auch an ...
Deine Wurzeln berühren die Wurzeln der anderen, die wiederum mit den Wurzeln von weiteren Bäumen verbunden sind. Und so bist du jetzt durch die Wurzeln mit allen Bäumen, die sich in deiner Umgebung befinden, vernetzt. Das ist, als bildest du mit ganz vielen anderen Kindern einen Kreis, in dem ihr euch an den Händen haltet. Das fühlt sich ganz wunderbar an, so wie ein großer Freundeskreis, in dem man sich gegenseitig hilft ...

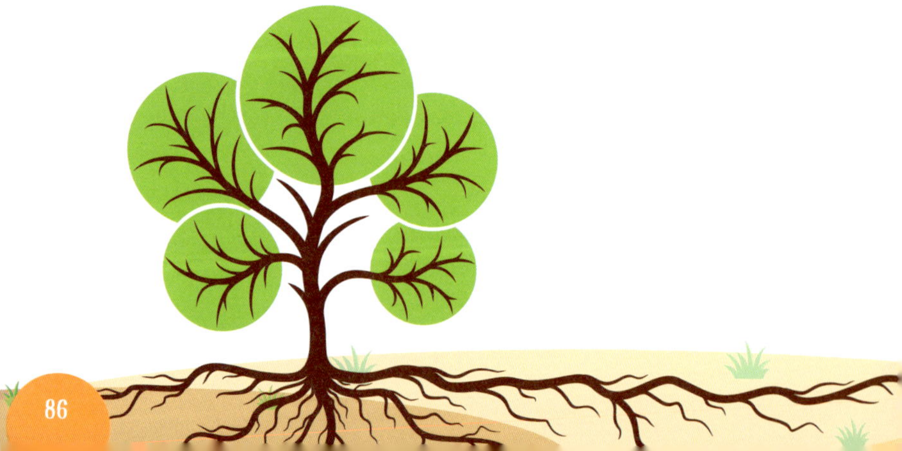

Jetzt spürst du deinen Stamm, der aufrecht und stabil nach oben weist. Er traut sich, seinen Platz einzunehmen und einfach da zu stehen, wo er eben steht. Das ist ein sehr, sehr gutes Gefühl und vermittelt dir sehr viel Sicherheit ...
Du stehst an deinem Platz, und dieser Platz ist genau der richtige für dich. Niemand kann ihn dir streitig machen, denn du stehst ja hier. Sicher und stabil stehst du da ...

Jetzt wanderst du mit deiner Aufmerksamkeit ein bisschen weiter nach oben, dahin, wo die ersten Äste aus deinem Stamm herauswachsen. Das fühlt sich wunderbar an, so, als würdest du deine Arme in die Luft heben und dich ganz weit nach oben strecken ...
Ganz groß machst du dich als Baum, groß und breit. Du wächst überall dahin, wo Platz ist. Du achtest darauf, die anderen Bäume nicht zu stören, lässt dich aber auch selbst nicht von den anderen Bäumen stören. Du nimmst einfach den Platz ein, der da ist. Einer deiner Äste wächst nach oben, wenn dort Platz ist, ein anderer zur Seite, gerade so, wie es passt, und gerade so, dass alle deine Äste so viel Sonnenlicht bekommen, wie es nur möglich ist ...
Du als Baum weißt genau, was dir guttut, und du erlaubst dir auch, dir das zu nehmen. Du kämpfst nicht, sondern nimmst dir einfach den Raum, der da ist. Du spürst ein sehr starkes Gefühl von Freiheit und Sicherheit. Ganz selbstverständlich nimmst du dir als Baum den Raum, der frei ist ...

Du spürst, wie deine Äste wachsen. Und jetzt fühlst du deine Blätter. Durch die Blätter nimmst du das Sonnenlicht auf, und du spürst jetzt, wie das Licht in die Blätter eindringt, wie die Blätter sich mit dem Licht vollsaugen und es in Zucker verwandeln ...
Es ist ein wunderschönes Gefühl, dieses Licht in dich aufzunehmen. Es kommt dir vor, als leuchten deine Blätter vor lauter Sonnenlicht. Du spürst richtig, wie das Licht in den Blättern verwandelt wird ...
Diese Nährstoffe wandern durch deine Blätter in deine Äste und in deinen Stamm. Es ist ein wunderbares Gefühl, Nahrung aus Licht zu sich zu nehmen. Von unten saugen deine Wurzeln das Wasser aus dem Boden, zusammen mit allen Nährstoffen, die im Wasser gelöst sind, von oben werden die Blätter mit Sonnenlicht erfüllt ...
Du bist vollkommen sicher, geborgen und stabil. Du wirst von der Erde und von der Sonne genährt. Ein wunderbares Gefühl ist das ...

Du siehst Bäume von nun an in einem anderen Licht. Es sind große, starke und stabile Wesen, die tief in der Erde miteinander verbunden sind, die sich dem Sonnenlicht entgegenstrecken, sich dabei Raum nehmen und gleichzeitig sehr vielen Tieren ein Zuhause bieten. Ein Baum ist wie eine eigene Welt, verbunden mit all den anderen Bäumen, die auch jeweils eine eigene Welt sind. Diese Verbundenheit zu spüren, das ist wunderbar, und du bleibst so lange ein Baum, wie du möchtest ...

Vielleicht willst du jetzt ein bisschen wachsen, dich noch ein bisschen mehr strecken ...

Vielleicht möchtest du den Vögeln und Eichhörnchen dabei zuschauen, wie sie in dir herumturnen. Besonders die Eichhörnchen haben es dir angetan. Blitzschnell rennen sie auf deinen Ästen herum. Das kitzelt ein bisschen. Du spürst

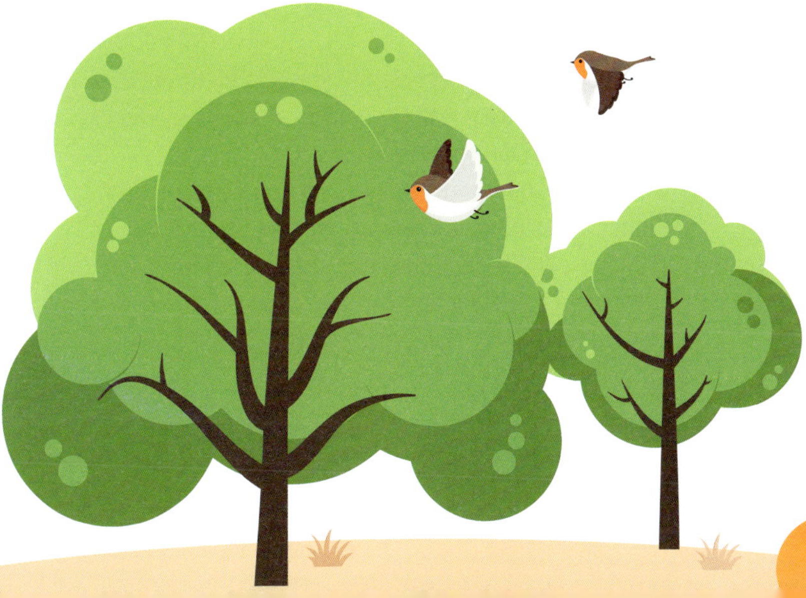

ihr Gewicht auf deinen Ästen, und es macht dich stolz, sie tragen zu können ...

Vögel landen auf dir, und das ist wieder ein anderes Gefühl. Sie schwingen auf deinen Ästen wie auf einer Wippe ...
Sie bleiben ein bisschen sitzen, dann stoßen sie sich ab, nutzen den Schwung und steigen wieder in die Luft. So viele Tiere wohnen auf dir und klettern auf dir herum. Und du stehst einfach da, bist groß, stark und stabil, vollkommen lebendig und gleichzeitig vollkommen ruhig ...
Vielleicht wünschst du dir jetzt, immer wie ein Baum zu sein. Das Leben findet auf dir statt, während du da stehst, von unten und von oben ernährt und versorgt wirst. Genieße diesen Zustand so lange, wie du das möchtest ...

Nach einer Weile merkst du auf einmal, dass du nicht mehr dieser Baum bist, sondern ein Kind, das mit dem Rücken an den Baum gelehnt auf dem Boden sitzt ...
Doch etwas ganz Wunderbares ist passiert: Ein Eichhörnchen sitzt auf einem deiner Knie und schaut dich an. Ganz vorsichtig streckst du deine Hand aus, und mit dem Zeigefinger darfst du sein zartes Köpfchen streicheln ...
Es fühlt sich wunderbar an, das zarte Fell von dem kleinen Tierchen zu berühren. Das Eichhörnchen schaut dich noch

einmal an, springt dann von deinem Knie herunter, und flugs rennt es den Baumstamm hoch, an den du immer noch gelehnt bist …
Du musst lachen, so süß ist das. Du weißt, du kannst jederzeit hierher kommen, mit dem Eichhörnchen spielen oder zum Baum werden oder auch beides. Doch jetzt wird es Zeit, in dein normales Leben zurückzukehren. Natürlich nimmst du all das Wissen, das du jetzt in dir trägst, weil du einmal ein Baum warst, mit …
Von nun an kannst du dich ein bisschen sicherer und stabiler fühlen. Stelle dir einfach vor, der Baum ist in dir, und du kannst jederzeit die Kraft und Stärke dieses Baumes nutzen …

Jetzt gehst du durch deine Landschaft zurück. Du siehst die Tür, durch die du gekommen bist …
Du gehst durch diese Tür hindurch und bist jetzt wieder hier, wo deine Reise begonnen hat …
Recke und strecke dich, atme tief durch, bewege deine Hände und Füße …
Und jetzt machst du die Augen wieder auf, bist frisch und wach.

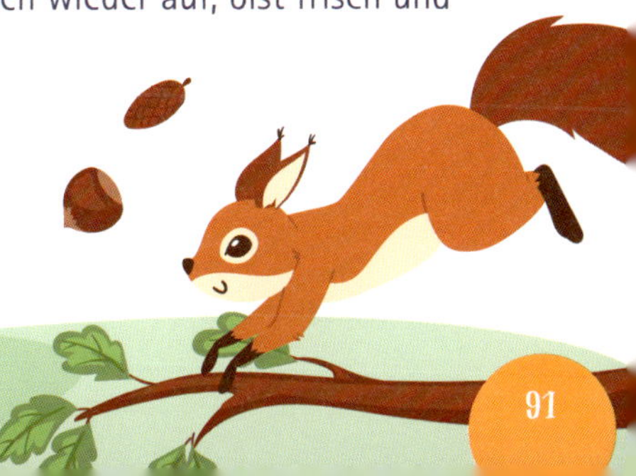

Ausruhen mit Engeln

Immer wenn Kinder sich einsam fühlen oder Schutz und Geborgenheit nötig haben, hilft es ihnen, sich vorzustellen, von Engeln umgeben zu sein und von ihnen getröstet und beschützt zu werden. Ob Sie selbst an Engel glauben oder nicht, spielt dabei keine Rolle. Kinder tun es, und so, wie sie mit einem Teddy sprechen und dabei Trost erfahren, können auch Engel einfach für sie da sein.

Während der Fantasiereise fliegt das Kind in die Welt der Engel und wird selbst zu einem Lichtwesen. Es erlebt, wie Engel ihm Liebe schicken, wenn es traurig ist, damit es sich bei Bedarf daran erinnert. Wenn Sie selbst nicht an Engel glauben, das Kind aber während der inneren Reise etwas spürt, dann erlauben Sie ihm bitte, diese Welt zumindest für möglich zu halten. Es liegt so viel Trost und Kraft darin und macht das Kind bestimmt nicht gleich weltfremd. Während der Reise nimmt sich das Kind aus einer anderen Perspektive wahr. Es ist oben bei den Engeln und gleichzeitig auf der Erde als Mensch. Dazu braucht es eine gewisse Reife. Ich möchte jedoch keine Altersangabe machen, weil Kinder sehr unterschiedlich sind.

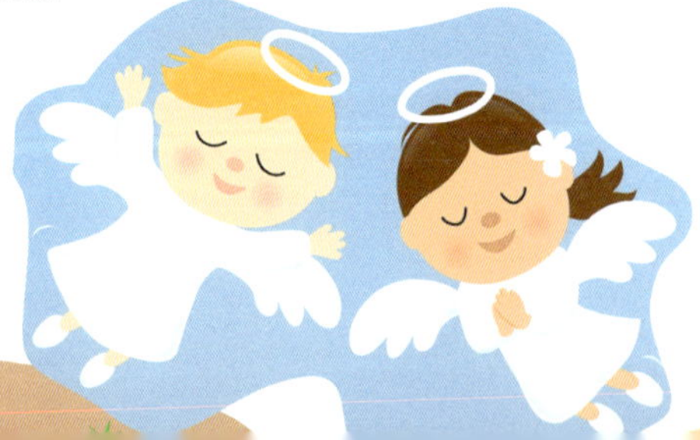

Du musst hier gar nichts tun, du kannst dich einfach hinlegen, herumtoben oder spielen ...

Während du durch diese Landschaft gehst oder in ihr einfach Spaß hast, verändert sich das Licht um dich herum. Es wird heller und weicher, und es ist, als legt sich eine warme Decke um dich, gerade so, als nimmt dich jemand, der dich sehr lieb hat und bei dem du dich sehr wohlfühlst, in den Arm und hält dich. Das fühlt sich sehr gut an, und du wirst ganz ruhig ...

»Willst du wissen, wer wir sind?«, hörst du auf einmal eine sehr angenehme Stimme, und du wunderst dich nur ein ganz klein wenig. Du hast schon geahnt, dass hier jemand ist. Das Licht fühlt sich zu gut an, als dass es einfach nur irgendein Licht sein kann. Du nickst, und auf einmal wird das Licht dichter und fester. Das hört sich komisch an, doch du merkst, dass es so ist. Du kannst das Licht förmlich fühlen ...

Es streichelt dich, und du hörst die Stimme wieder. »Wir sind Engel«, sagt die Stimme, und jetzt siehst du sie auch ...

Es sind wunderschöne Gestalten, ein bisschen wie Menschen, aber viel mehr wie Licht. »Was machen Engel?«, fragst du, auch dann, wenn du schon mal etwas von ihnen gehört hast. »Sie haben lieb«, sagt die Stimme. »Wenn du magst, dann berühren wir dich in dir drin, damit du voll mit Liebe wirst.« Du nickst, denn das willst du ganz bestimmt ...

Jetzt öffnet sich etwas in dir. Du weißt nicht, wie, aber das musst du auch gar nicht wissen. Du merkst es aber ...
Auf einmal kommt es dir vor, als streichelt dich jemand von innen. Ganz und gar angenehm ist das. Es ist, als lachen deine Organe, besonders dein Herz. »Wir schicken dir Herzchen in alle deine Zellen«, hörst du die Stimme. Und wirklich, überall in dir fliegen Herzchen herum. Sie glitzern in allen Farben, und du wirst sehr ruhig und fröhlich zugleich ...
»Willst du, dass wir dir unser Zuhause zeigen?«, hörst du die Stimme wieder. Du nickst, denn das möchtest du gern. Und jetzt geschieht etwas mit dir: Die Herzchen in deinem Körper werden zu Lichtfunken. Das fühlt sich wirklich schön an. Du wirst ganz leicht ...

»Jetzt wirst du wie wir«, sagt die Stimme. »Bei uns hat man nicht so einen schweren Körper. Hier in der Natur und auf der Erde ist das okay und auch gut, aber bei uns passt das nicht so.« Du merkst, wie du immer leichter wirst, und auf einmal spürst du am Rücken etwas Ungewohntes ...
»Das sind Flügel«, hörst du die Stimme sagen, und du schaust dir die Wesen um dich herum genauer an. Wirklich, sie haben Flügel. Die sind auch aus Licht und deutlich sichtbar. Du lachst, denn Flügel wolltest du schon immer mal haben. Probehalber bewegst du deine Flügel ein wenig. Du weißt, wie das geht, auch wenn du es noch nie gemacht hast ...

Ganz sanft hebst du vom Boden ab. »Du bist ja ein Naturtalent!«, jubelt die Stimme. »Wer weiß, vielleicht bist du ja in Wahrheit auch ein Engel.« Glücklich bewegst du deine Flügel ein wenig mehr, und jetzt steigst du richtig weit hoch. Das fühlt sich toll an, denn du weißt, dass dich deine Flügel tragen. Du kannst spüren, wie sie dich in der Luft halten ...

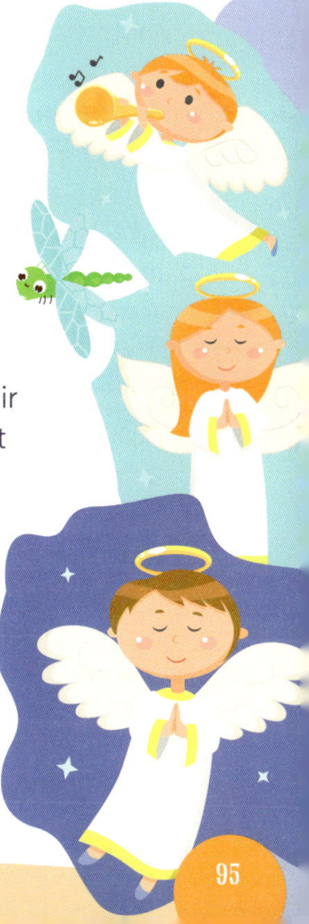

Jetzt siehst du all die Wesen um dich herumfliegen. Sie umgeben dich und schenken dir damit zusätzliche Sicherheit. Zusammen mit ihnen fliegst du jetzt immer höher in den Himmel. Doch das ist gar nicht mehr der Himmel, den du kennst. Es ist eher so, als fliegst du in einen Regenbogen oder in ein lautloses Feuerwerk hinein, in das schönste Farbenspiel, das du dir nur vorstellen kannst. In allen Farben funkelt der Himmel, und du wirst immer glücklicher, einfach so ...
Jetzt bist du mittendrin in dem Feuerwerk, ja, du bist sogar ein Teil davon, denn du bist ja jetzt auch ein Lichtfunke. Gleichzeitig bist du aber immer noch du. Du spielst mit den Funken,

du fliegst mitten durch sie hindurch, und sie antworten dir, kommen auf dich zu, berühren dich und sind dann wieder weg. Das ist so wundervoll, wie mit den Menschen, die du am meisten magst, zu deiner Lieblingsmusik zu tanzen. Und es ist sogar noch schöner, denn du fliegst auch noch dabei ...
Die Flügel der Engel schillern in allen Farben, du kannst dich gar nicht daran sattsehen. »Deine Flügel sind auch so schön«, sagen dir die anderen. Du fühlst dich immer leichter und leichter, wenn das überhaupt noch geht. Vielleicht bist du auch schon so leicht, wie du nur sein kannst ...
Bei den Engeln ist es toll, denkst du. Jetzt fliegen die Engel, die dich abgeholt haben, wieder näher zu dir hin. »Wir zeigen dir, wie wir den Menschen Liebe schicken, damit du dich daran erinnerst und uns rufst, wenn du uns brauchst«, hörst du die Engel sagen. »Guck mal da runter.« Du schaust nach unten, da ist die Erde ...

Auf einmal siehst du dich selbst, wie du in irgendeiner Situation traurig bist. Du kannst dich noch genau daran erinnern, wie das war. »Siehst du dich?«, fragt ein Engel, und du nickst. »Jetzt pass auf«, sagt der Engel. Auf einmal strömen sehr viele Lichtfunken zu dir hin, zu dir, wie du da unten bist und dich traurig fühlst. Ganz viele Engel schauen nach unten und schicken ein Feuerwerk aus Liebe zu dir hin. Und tatsächlich, du spürst es sogar hier oben in deinem Herzen ...

Das Kind, das da unten sitzt, merkt es vielleicht nicht, weil es so traurig ist, doch du merkst es. »Wieso spürt das Kind das nicht?«, fragst du, denn das kommt dir merkwürdig vor. Hier oben merkst du es ja auch. »Weil Gefühle so stark sind«, sagt ein Engel. »Aber sei sicher, unsere Liebe kommt an, und sie hilft dabei, dass du schneller wieder fröhlich bist. Es hilft uns sehr, wenn du dich daran erinnerst, dass wir mit unserer Liebe und unserem Licht für dich da sind, auch wenn du sehr traurig oder wütend bist. Dann spürst du unsere Funken viel besser, und wir können dir umso besser helfen.« Du nickst, denn das kannst du dir gut vorstellen. Das sollten alle Kinder wissen, denkst du, und die Engel hören deine Gedanken. »Du kannst es ihnen ja erzählen«, sagen sie, und das möchtest du vielleicht wirklich tun ...

Soll das Kind einschlafen, dann beenden Sie die Reise mit diesem Satz:

Du willst dich jetzt ausruhen. Ein besonders großer Engel nimmt dich auf den Arm, und du schläfst ein, während er dich sicher trägt.

Wenn nicht, geht es so weiter:

»Jetzt wird es Zeit, wieder zur Erde zurückzufliegen«, sagen die Engel, »doch du kannst immer wieder hierherkommen, du musst es dir nur vorstellen. Wir sind hier, ganz nah bei dir, und du kannst uns immer rufen. Dann fühlst du uns auch.« ...
Die Engel geleiten dich jetzt wieder zur Erde zurück. Ihr fliegt immer tiefer, und das ist wunderbar für dich. Du bist gern ein Kind und magst es, zu spielen, und nun weißt du ja, wie du gleichzeitig wie ein Engel sein kannst. Jetzt landet ihr wieder in deiner wunderschönen Landschaft ...
Deine Flügel verschwinden jetzt wieder, denn sie sind auf der Erde ziemlich unpraktisch. Du bekommst sie jederzeit zurück, wenn du wieder fliegen willst ...
»Unsere Liebe bleibt in dir, auch wenn du jetzt nicht mehr ganz so leicht bist«, sagt einer der Engel, und du merkst wirklich, dass du schwerer wirst. Doch das fühlt sich gut an. Auf der Erde ist es gut, ein bisschen schwerer zu sein, damit man nicht wegfliegt, denkst du. »Wir fliegen wieder in den Himmel, aber du weißt, du musst nur an uns denken, und dann sind wir da«, hörst du die Engel sagen. Du nickst noch einmal ...

Jetzt gehst du durch deine Landschaft zurück. Du siehst die Tür, durch die du gekommen bist …
Du gehst durch diese Tür hindurch und bist jetzt wieder hier, wo deine Reise begonnen hat …
Recke und strecke dich, atme tief durch, bewege deine Hände und Füße …
Und jetzt machst du die Augen wieder auf, bist frisch und wach.

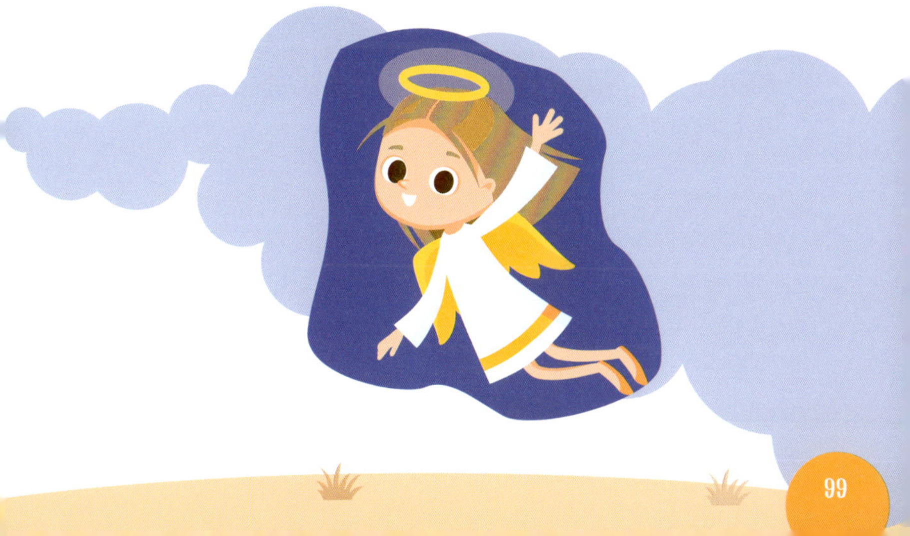

Schwimmen mit Meerjungfrauen

Schwerelos durch das Wasser gleiten, mit Fischen sprechen, mit Delfinen schwimmen, leuchtende, farbige Seesterne besuchen und im weichen, beruhigenden Unterwasserlicht entspannen – all das kann das Kind bei den Meerjungfrauen erleben. Es taucht in eine magische Welt ein, in der Wunder möglich sind und in der es sich selbst leicht und frei erfährt.

Diese Fantasiereise ist für alle Kinder gedacht. Besonders hilft sie dabei, den Körper auf angenehme und leichte Weise zu spüren, wenn sich ein Kind nur wenig bewegt oder bewegen kann.

> Du musst hier gar nichts tun, du kannst dich einfach hinlegen, herumtoben oder spielen …
>
> Jetzt möchtest du ein wenig umhergehen. Auf einmal kommst du zu einem wunderschönen Sandstrand, und du stehst am Meer …

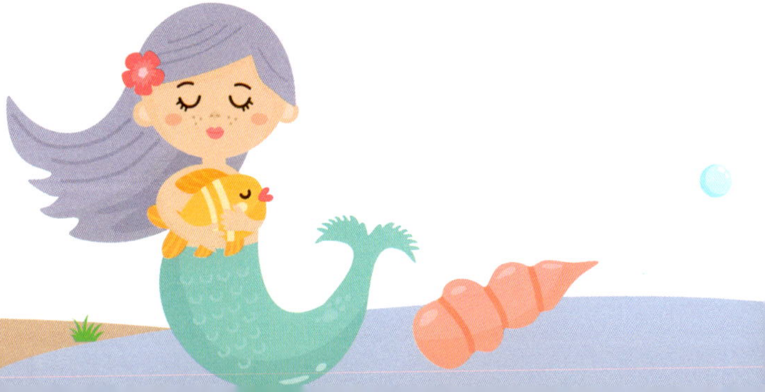

Es glitzert türkis und blau ...
Du stehst am Wasser und schaust auf die Wellen. Auf einmal taucht eine Gestalt aus dem Wasser auf. Du siehst ihren Kopf und ihre Arme ...
Sie winkt dir zu und sagt: »Hier unten bei uns gibt es einen wundervollen Ort, und wir laden dich ein, zu uns zu kommen.« Du weißt, dass du mit ihr gehen darfst. In deiner inneren Welt darfst du alles tun, was du willst. Du ziehst dich aus und legst deine Kleidung auf den Boden ...

Du tauchst einen Fuß in das Wasser, es ist angenehm warm, gerade so, wie es für dich ideal ist ...
Du gehst weiter, fühlst dich vollkommen sicher, der Boden trägt dich, und deine Füße berühren weichen Sand. Die Gestalt kommt nun ganz nah, und du schaust ihr in die Augen. Es ist eine zauberhafte Meerjungfrau mit ganz langen Haaren und einem lieblichen Gesicht ...
»Komm mit«, sagt sie, »wir haben schon auf dich gewartet und freuen uns so sehr, dass du uns besuchen möchtest.«
Sie nimmt dich an der Hand, und auf einmal geschieht ein Wunder: Du verwandelst dich. Statt deiner Beine hast du auf

einmal einen schillernden Fischschwanz, der sehr stark ist. Es kommt dir gar nicht komisch vor, es fühlt sich an, als wärst du schon immer eine Meerjungfrau gewesen ...
Du tauchst unter, und wie durch ein Wunder kannst du unter Wasser atmen, alles ganz deutlich sehen und blitzschnell schwimmen. Du spürst die Auf- und Abbewegungen deines Schwanzes ...

Die Meerjungfrau lacht und zwinkert dir zu. Sie schwimmt voraus, und du folgst ihr. Bunte Fische kommen auf dich zu, begrüßen dich und stupsen dich mit ihrem Maul an. Einer knabbert sogar ein wenig an dir ...
Das kitzelt, und du musst lachen. Und sogar das geht unter Wasser. Die Meerjungfrau wartet auf dich. Sie freut sich sehr, dass du dich so wohlfühlst. Alles, was dich bedrückt, fällt von dir ab, du bist ganz leicht und frei und schwimmst wie ein Pfeil durch das Wasser ...
Du schwimmst durch Pflanzen hindurch, die dich am ganzen Körper sanft streicheln, und bist so sicher und frei wie noch nie zuvor in deinem Leben ...

Nun kommen auch andere Meerjungfrauen auf dich zu, große und kleine. Eine umarmt dich sogar, und das fühlt sich gut an ...
Sie sagt dir, dass sie schon lange auf dich wartet und es gar nicht erwarten kann, endlich mit dir schwimmen zu dürfen.

Auf einmal bemerkst du eine Höhle, ganz tief unter Wasser. Aus dieser Höhle schimmert ein wundervolles Licht …
Die Meerjungfrauen schwimmen auf diese Höhle zu, und du schwimmst mit ihnen. Du bist völlig sicher. Ihr schwimmt durch den Eingang in die Höhle hinein, auch sie ist voller Wasser, aber du bist ja eine Meerjungfrau und kannst unter Wasser atmen, sehen und sprechen …
Überall an den Wänden und an der Decke siehst du leuchtende Seesterne in den schönsten Farben. Es sind magische Seesterne, sie schimmern und haben ein ganz besonderes Licht …

Du lässt dich auf den Grund der Höhle sinken, der von ganz weichem Sand bedeckt ist, legst dich auf den Rücken und schaust einfach zu den Seesternen, die wie der hellste Sternenhimmel, den du dir nur vorstellen kannst, funkeln. Die

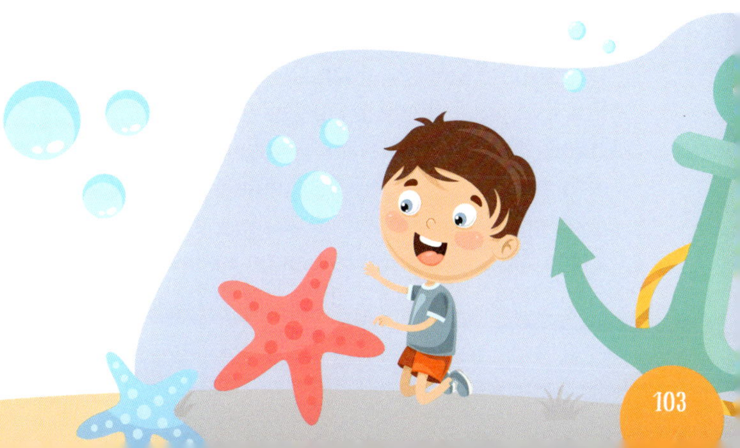

anderen Meerjungfrauen tun es dir gleich, und ihr ruht euch aus, freut euch darüber, wie schön die Seesterne in allen Farben leuchten ...

Eine kleine Meerjungfrau schwimmt langsam auf dich zu und legt sich neben dich. Sie nimmt deine Hand ...

»Diese Seesterne sind wirklich magisch«, sagt sie, »und jede von uns Meerjungfrauen hat ihren eigenen Stern. Wenn wir uns etwas wünschen, für uns selbst oder für Menschen und Tiere, die wir lieben, dann sagen wir es unserem Seestern, und er schickt den Wunsch direkt in den Himmel zu den Engeln. Die Engel im Himmel geben den Seesternen hier unter Wasser ihr eigenes Licht. Weißt du, wir können nicht an Land gehen, und wir können nur kurz außerhalb des Wassers atmen. Deshalb haben wir hier unten unseren eigenen Himmel und unsere eigenen Sterne.« Du bist ganz fasziniert, und auf einmal spürst du, dass du auch einen eigenen leuchtenden Seestern haben willst, dem du deine Wünsche anvertrauen kannst ...

Und auf der Stelle sagt die kleine Meerjungfrau: »Aber natürlich hast du auch einen eigenen Seestern, du gehörst doch zu uns. Schaue nur genau hin, dann siehst du ihn. Er findet dich, so, wie uns unsere Seesterne immer finden.« Du schaust noch genauer hin, liegst im warmen Wasser, bist vollkommen leicht und frei und fühlst dich sehr glücklich mit all deinen

Freunden. Und auf einmal beginnt ein wunderschöner Seestern, in deiner Lieblingsfarbe genau über dir zu blinken ...
»Das ist er«, flüstert die kleine Meerjungfrau dir zu und drückt deine Hand ganz fest. »Jetzt darfst du dir etwas wünschen.« Wenn du einen Wunsch hast, dann darfst du ihn jetzt laut oder ganz, ganz leise sagen. Der Seestern hört ihn ...
Jetzt leuchtet der Seestern ganz hell auf, als Zeichen, dass er dich verstanden hat ...

Ihr habt euch nun genug in der Höhle ausgeruht, und die Meerjungfrauen schwimmen dir voran wieder aus der Höhle heraus. Draußen warten Delfine auf euch, die Wegbegleiter der Meerjungfrauen. Ein Delfin schwimmt auf dich zu, und du darfst ihn streicheln ...
»Halt dich an ihm fest«, sagt die Meerjungfrau, die dich am Strand abgeholt hat, und das tust du. Auf einmal schwimmt der Delfin los, blitzschnell, und tobt mit dir durch das Wasser ...
Beinah kommt es dir vor, als hörst du ihn lachen. Du hältst dich an ihm fest, und er zieht dich. Du kannst ihm ganz und gar vertrauen, er hält dich. Noch nie hast du dich so sicher gefühlt, so geborgen und getragen. Du kannst gar nicht genug davon bekommen. Der Delfin trägt und zieht dich, solange du willst ...

Das ist ganz leicht für ihn, und er tut das sehr gern für dich. Irgendwann aber lässt du doch los, denn du erinnerst dich daran, dass du selbst auch sehr schnell schwimmen kannst. Du forderst ihn heraus, ihr schwimmt um die Wette …

Die anderen Meerjungfrauen schwimmen mit dir, und ihr veranstaltet ein Wettschwimmen. Viele andere Delfine folgen, und noch nie hattest du so viel Spaß. Egal, ob du gewinnst oder nicht, du bist zusammen mit deinen Freunden, und du fühlst dich wohl und tief geborgen …
Nach einer Weile werdet ihr alle müde, ihr ruht euch aus, indem ihr euch im Wasser treiben lasst …

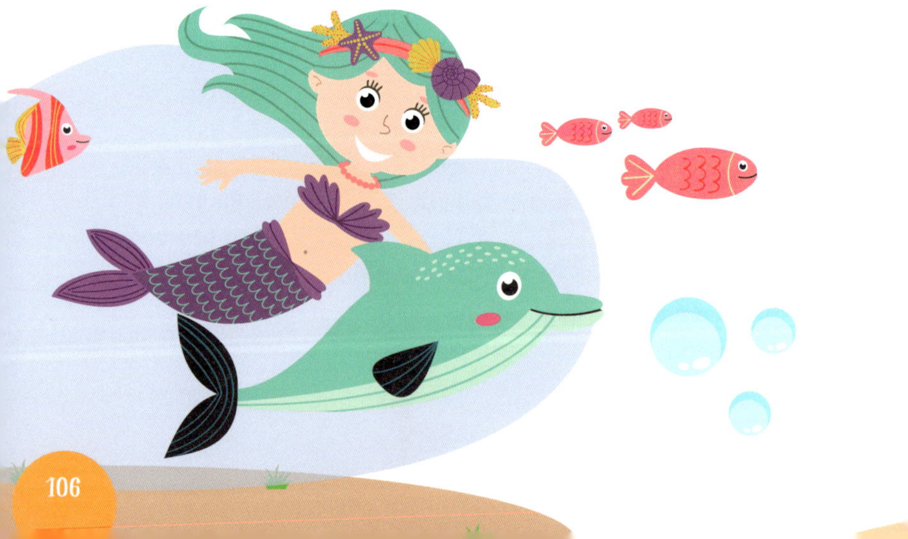

Du spürst, dass du wieder an Land gehen willst, aber du weißt, dass du jederzeit wieder hierherkommen kannst, um mit den Meerjungfrauen zu spielen und deinen Seestern zu besuchen. Die Delfine und Meerjungfrauen begleiten dich bis zum Strand, und in dem Moment, in dem du aus dem Wasser steigst, bekommst du wieder deine Beine zurück ...
Am Strand liegen kuschelige Handtücher, und du trocknest dich ab. Du ziehst dich wieder an ...

Jetzt gehst du durch deine Landschaft zurück. Du siehst die Tür, durch die du gekommen bist ...
Du gehst durch diese Tür hindurch und bist jetzt wieder hier, wo deine Reise begonnen hat ...
Recke und strecke dich, atme tief durch, bewege deine Hände und Füße ...
Und jetzt machst du die Augen wieder auf, bist frisch und wach.

Die Kristallhöhlen – Chakrameditation

Diese Fantasiereise führt das Kind in verschiedene Höhlen, in denen farbige Kristalle ihr jeweiliges Licht versprühen. In jeder Höhle macht das Kind eine andere Erfahrung. Die Höhlen sind den sieben Hauptchakras zugeordnet. Jede dieser Höhlen stärkt und reinigt ein anderes Chakra.

Die innere Reise dient der Entspannung, der Reinigung, der Neuausrichtung und der Bewusstwerdung. Sie ist für alle Kinder gedacht, denn sich mit sich selbst zu befassen, sich selbst zu spüren und die Chakras kennenzulernen, ist für jeden Menschen gleichermaßen sinnvoll und wichtig.

Da das Kind in dieser Reise durch sieben Kristallhöhlen geführt wird, ist sie recht lang. Sie können es auch nur in eine oder zwei der Höhlen führen, wenn es in einem bestimmten Bereich etwas zu klären gibt oder wenn das Kind sich besonders gern in einer der Höhlen aufhält. Sie können die Reise auch nutzen, wenn das Kind krank ist und Lust darauf hat. Die eigenen Energiezentren zu reinigen, ist immer hilfreich, um wieder ins Gleichgewicht zu kommen.

Ich benenne die verschiedenen Kristalle, die das Kind in den Höhlen findet, mit Namen. Vielleicht wollen Sie sich mit dem Kind diese Steine in einem entsprechenden Geschäft oder im

Internet ansehen, falls Sie sie nicht sogar zu Hause haben. Sie können die entsprechenden Textteile aber auch einfach weglassen. Sie stehen deshalb in Klammern.

Bevor es losgeht, hier noch ein paar Informationen zu den Chakras. Der Begriff »Chakra« kommst aus dem Sanskrit und heißt übersetzt »Rad«. Chakras sind feinstoffliche, kreisförmige, sich drehende Energiewirbel, die uns mit Lebensenergie versorgen und entscheidend für unser psychisches und physisches Gleichgewicht sind.

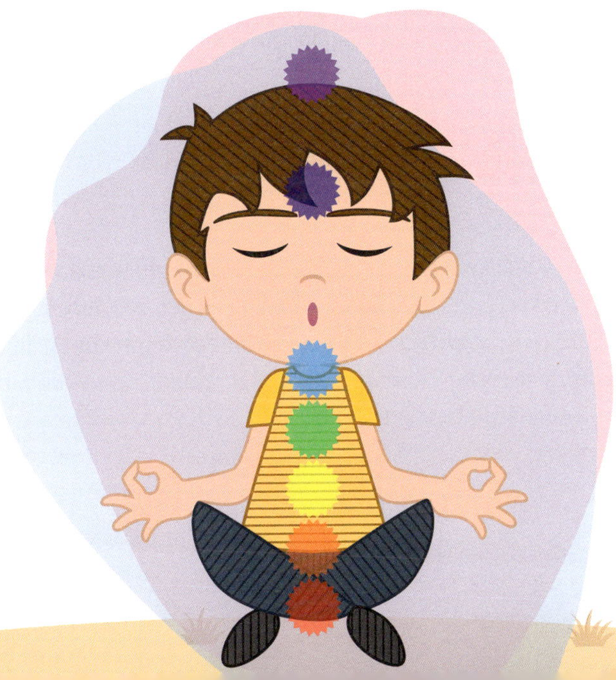

1. Chakra

Das Basis- oder Wurzelchakra liegt zwischen Damm und Steißbein. Hier ist der Sitz des Überlebenswillens, der Lebenskraft und des Durchsetzungsvermögens. In diesem Chakra, das den Menschen mit der Erde verbindet, erlebt sich das Kind als jemand, der für sich selbst einstehen kann und in der Lage ist, nach außen zu bringen, was er will.

»Ich bin in Sicherheit und kann für mich einstehen.«

2. Chakra

Das Sexualchakra liegt zwischen Schambein und Bauchnabel. Hier sitzt die Lebendigkeit, die übersprudelnde Lebensfreude. Wenn ein Kind glücklich herumtobt oder sich still freut, dann ist dieses Chakra aktiv.

»Ich bin glücklich darüber, am Leben zu sein.«

3. Chakra

Das Solarplexuschakra liegt im Magenbereich. Es wird auch »Sonnengeflecht« genannt. Hier ist der Sitz des Willens, und hier brennt das innere Feuer der Tatkraft. Von diesem Chakra aus werden Kinder aktiv und tun, worauf sie Lust haben.

»Ich mache das, wofür ich brenne.«

4. Chakra

Das Herzchakra liegt in der Mitte der Brust. Hier finden wir das Mitgefühl und die Liebe, besonders auch die Liebe zu sich selbst. Ist dieses Chakra offen, fühlen wir uns mit allem verbunden. Wenn das Kind unverletzt ist und das Herzchakra strahlen darf, dann liebt es rückhaltlos und ist dabei in Sicherheit, es ist herzlich, liebevoll und zärtlich.

»Ich liebe, wen ich will und so sehr ich will.«

5. Chakra

Das Halschakra liegt im Bereich der Kehle. Das Kind zeigt sich unbefangen und sagt frei heraus, was es sagen will. Das Halschakra ist der Sitz der eigenen Wahrheit und des kreativen Selbstausdruckes, gleich, ob das Kind spricht, schreibt, malt oder singt.

»Ich zeige mich so, wie ich bin.«

6. Chakra

Das Dritte Auge liegt in der Mitte der Stirn. Hier ist der Sitz der Intuition, der Eingebungen, des plötzlichen Wissens. Hinter der Stirn liegt der präfrontale Cortex, das Bewusstseinszentrum des Menschen im Gehirn. Wenn dieses Chakra in Harmonie ist, vertraut das Kind instinktiv sich selbst und dem, was es bewusst oder unbewusst wahrnimmt.

»Ich kann dem, was ich wahrnehme, vertrauen.«

7. Chakra

Das Scheitel- oder Kronenchakra liegt oben auf dem Kopf im Bereich der kindlichen Fontanelle. Wie man im ersten Chakra mit der Erde verbunden ist, so verbindet das Kronenchakra mit der eigenen Seele, der eigenen Spiritualität und der eigenen Göttlichkeit. Von diesem Bereich aus kommunizieren Kinder mit ihren Schutzengeln und unsichtbaren Freunden der geistigen Welten.

»Ich bin nie allein. Mein Schutzengel ist immer bei mir.«

In der nachfolgenden Reise fangen wir mit dem siebten Chakra an und gehen vom Kopf aus Stück für Stück im Körper nach unten. Natürlich können Sie die Reihenfolge auch umdrehen.

Du musst hier gar nichts tun, du kannst dich einfach hinlegen, herumtoben oder spielen ...

Jetzt hast du Lust, ein wenig die Gegend zu erkunden. Du gehst einen sehr hübschen Weg entlang. Überall wachsen Blumen in deinen Lieblingsfarben ...
Auf einmal siehst du, dass der Weg dich in eine Höhle hineinführt. Die Höhle ist groß und ganz hell, du musst keine Angst haben. Ein bisschen aufregend ist es aber schon, auf einmal im Inneren der Erde zu sein ...

Der Weg führt dich immer weiter in die Höhle hinein. Sie ist wunderschön und sieht aus wie ein Märchenschloss, überall sind Türmchen und Bögen. Das Licht in der Höhle ist bunt, sie wird von ganz vielen Lichterketten erhellt ...
Jetzt wird die Höhle immer größer, und du erkennst in der Mitte einen See. Er schimmert türkis wie der schönste Edelstein. Über dem See ist die Höhle offen, deshalb fließt hier auch der Regen herein. Die Sonne wirft einen Lichtstrahl mitten auf den See. Das sieht so zauberhaft aus ...

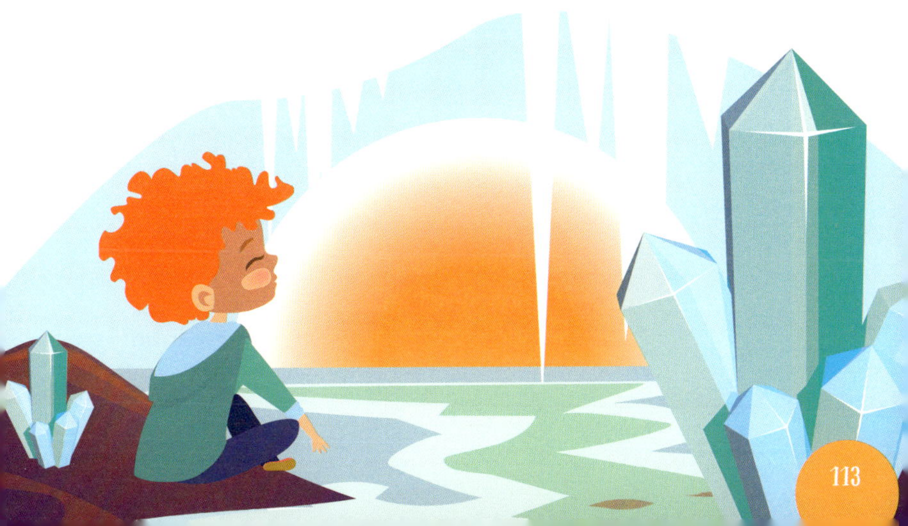

Das Türkis leuchtet so schön, dass du es am liebsten einatmen würdest, und das probierst du jetzt aus. Und tatsächlich, es klappt, du kannst dieses leuchtende Türkis in deinen Körper aufnehmen. Das fühlt sich wunderbar an. Sehr frei und leicht wirst du auf einmal. Du bist jetzt ganz erfüllt von dem Türkis ...
Jetzt erkennst du, dass rings um den See herum Eingänge zu weiteren Höhlen sind. Es sind sieben Eingänge, und sie führen alle in unterschiedliche kleinere Höhlen. Die willst du jetzt erkunden. Du gehst auf den Eingang zu, der dir am nächsten ist ...

Der Eingang führt dich in eine kleine Höhle. Sie ist dunkel, doch in dem Moment, in dem du sie betrittst, leuchtet sie strahlend hell auf. An den Wänden und der Decke sind glasklare, durchsichtige Edelsteine, wie das schönste geschliffene Glas sehen sie aus. (Es sind Bergkristalle.) In der Mitte der Höhle liegen weiße Kissen, und du setzt oder legst dich darauf ...
Kaum hast du es dir auf diesen Kissen bequem gemacht, schon spürst du das Funkeln und Strahlen der durchsichtigen Kristalle um dich herum, besonders oben auf dem Kopf. Es kribbelt richtig, und das fühlt sich wirklich schön an. Dein ganzer Kopf wird erfüllt von diesem weißen Funkeln ...

Das blitzt so hell, dass es alle dunklen Gedanken einfach aus dir herauswirft ...
Bleibe so lange in der Höhle, wie du magst ...

Du stehst auf und verlässt die weiß glitzernde Kristallhöhle. Jetzt stehst du wieder am See und gehst von hier aus in die nächste Höhle hinein ...
Auch sie ist dunkel, doch in dem Moment, in dem du sie betrittst, wird sie hell. An den Wänden und an der Decke siehst du dunkle und hellere Kristalle, alle in Violett. (Es sind Amethyste.) In der Mitte der Höhle liegen sehr gemütliche violette Kissen, und du setzt oder legst dich darauf ...
Sofort fließt das violette Licht, das die Kristalle verströmen, in dich ein. Vor allem in die Stirn fließt es, sodass deine ganze Stirn jetzt violett leuchtet. Die violetten Kristalle sind wunderschön, und die Farbe beruhigt dich sehr ...
Du hast jetzt das Gefühl, dass dein Kopf ganz leicht und frei ist. Alles, was du in deinem Leben schon gelernt hast, bekommt in deinem Kopf jetzt den richtigen Platz, egal, wie alt du bist und ob du schon in die Schule gehst oder nicht ...
Das Violett hilft dem Kopf, alles dahin zu sortieren, wo es hingehört, und du kannst ab sofort viel besser neue Dinge lernen. Das besonders Tolle ist: All

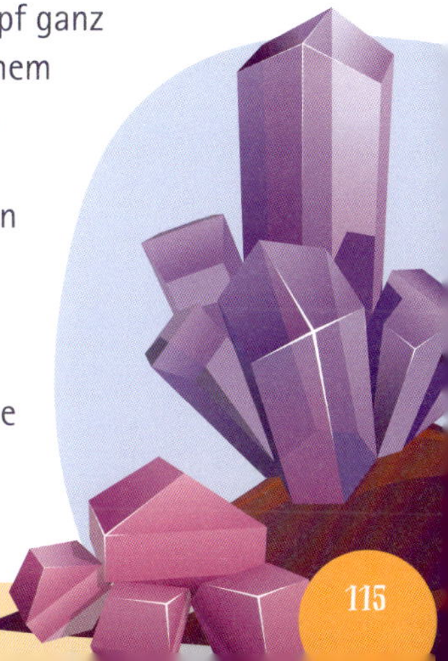

das, was du gelernt hast, obwohl es gar nicht gut für dich ist, verschwindet durch das violette Licht der Kristalle aus deinem Kopf ...
Dieses Licht in deiner Stirn fühlt sich sehr angenehm an, und die Farben in der Höhle sind so wunderschön ...
Bleibe auch in dieser Höhle, solange du magst ...

Jetzt hast du genug von dem Violett, und du verlässt die Höhle. Wieder kommst du zu dem türkisfarbenen See ...
Von hier aus gehst du durch den nächsten Eingang. Auch diese Höhle ist dunkel, doch als du sie betrittst, wird sie wunderbar hell. Sie strahlt wie der Himmel in einem tiefen Blau. An den Wänden und der Decke sind überall blaue, durchsichtige Steine, die funkeln und strahlen. (Es sind Saphire.) Es ist, als bist du von Himmel umgeben. Überall ist es blau ...
In der Mitte der Höhle liegen weiche, blaue Kissen, und du setzt oder legst dich darauf ....
In dem Moment, in dem du dich hingesetzt oder hingelegt hast, erfüllt dich das Blau dieser Kristalle. Im Hals merkst du das blaue Licht besonders stark, und es kann sein, dass du dich räuspern musst. Mache das einfach, es ist okay ...
Das blaue Licht hilft dir dabei, zu sagen, was du sagen willst, auch wenn es anderen vielleicht nicht gefällt. Es unterstützt dich, das auszusprechen, was du wirklich möchtest, was du

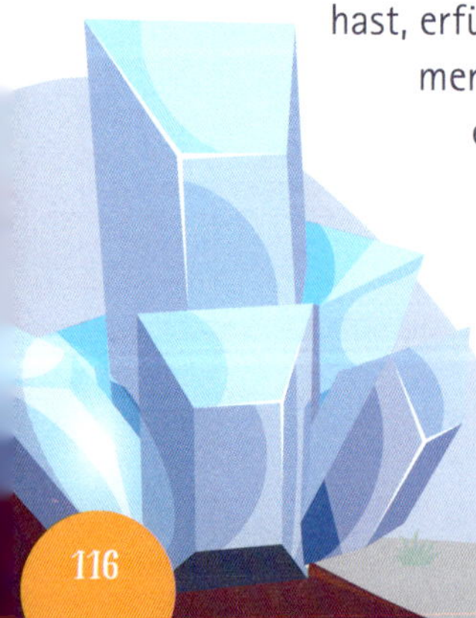

fühlst, auch das, was dir selbst nicht gefällt. Das Blau fühlt sich sehr gut an, so, als lutschst du ein Hustenbonbon, so frisch und frei im Hals ...
Du merkst, wie gut es sich anfühlt, im Hals immer freier zu werden ...
Genieße noch ein wenig das blaue Licht, und wenn du genug hast, dann verlasse auch diese Höhle ...

Wieder stehst du am türkisfarbenen See. Schaue auf das Wasser, und freue dich auf die nächste Höhle ...
Du gehst in die nächste Höhle. In dem Moment, in dem du sie betrittst, schimmert sie strahlend rosa und grün. Leuchtend grüne und zartrosafarbene Kristalle bedecken alle Wände und auch die Decke und ergeben zusammen ein magisches Licht. (Es sind Smaragde und Rosenquarzkristalle.) In der Mitte der Höhle findest du einige grüne und rosa Kissen ...
Du setzt oder legst dich auf die Kissen und machst es dir ganz bequem ...
Jetzt, wo du es dir gemütlich gemacht hast, passiert auf einmal etwas Wunderbares mit deinem Herzen: Es wird sehr leicht, und all das rosa und grüne Licht strömt hinein. Dein ganzer Brustkorb ist jetzt erfüllt von diesem farbigen Licht der Kristalle. Du kannst ganz leicht atmen, viel leichter als sonst ...

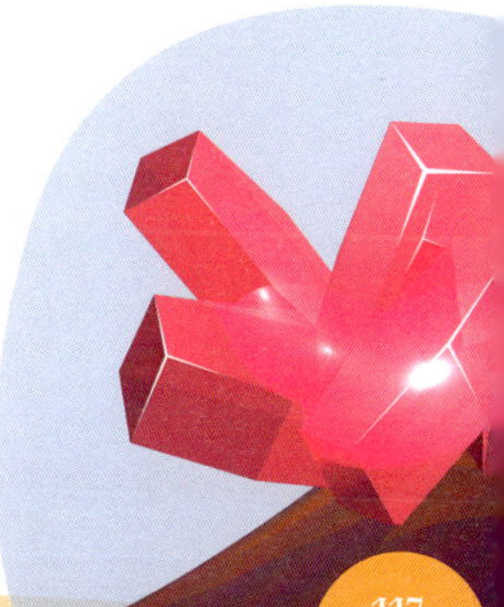

Und noch leichter …
Es riecht wie in einem Rosengarten …
Immer leichter atmest du. Auf einmal fällt dir etwas ein, was du dir von Herzen wünschst, etwas, was dich sehr glücklich machen würde. Vielleicht lässt sich dein Wunsch nicht sofort erfüllen, doch es ist wichtig, dass du weißt, was du wirklich möchtest und was du liebst …
Noch stärker wird das Licht in dir, du leuchtest jetzt so hell wie die Kristalle an den Wänden und der Decke. Das fühlt sich wirklich gut an, und du merkst, wie sich alles in dir beruhigt und entspannt …
Bleibe so lange auf den Kissen liegen oder sitzen, bis du genug von dem Grün und dem Rosa hast …
Dann verlasse die Höhle wieder, und gehe zu dem türkisfarbenen See …

Wenn du so weit bist, dann gehe nun in die nächste Höhle. Auch sie ist zunächst dunkel, doch jetzt, wo du sie betrittst, wird sie sofort strahlend hell …
Sie schimmert in schönstem Gelb, gerade so, als führt dich der Weg mitten in die Sonne oder in eine Sonnenblume hinein. Leuchtend gelbe Kristalle bedecken die Wände und bringen alles zum Strahlen. (Es sind Citrine.) …

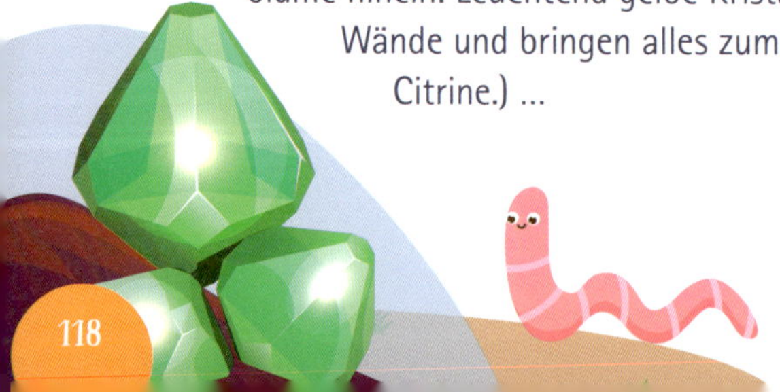

Das Gelb kribbelt in deinem ganzen Körper, so stark ist es. In der Mitte der Höhle liegen gelbe Kissen, und du setzt oder legst dich darauf ...
Auf einmal spürst du deinen Bauch, besonders deinen Magen. Es ist, als erstrahlt plötzlich eine kleine Sonne mitten in deinem Bauch, und irgendwie riecht es nach Zitrone ...
Das Gelb strömt in dich ein und macht dich stark. Es gibt dir Kraft, und du bekommst Lust, etwas Tolles zu machen. Es kann sein, dass du oft nicht tun kannst, worauf du wirklich Lust hast, und das hat deinen Bauch ein bisschen eng gemacht. Jetzt wird er ganz weit und frei, und du strahlst von innen heraus ...
Du streckst deinen Bauch ein bisschen heraus, weil er wirklich wie eine Sonne ist. Mit der Sonne in deinem Bauch kannst du alles, was du machen willst, auch wirklich tun, das darfst du dir merken ...
Du brauchst dir nur vorzustellen, dass die Sonne in deinem Bauch auf alles scheint, was du machen willst, dann wird das auch gut ...
Bleibe so lange in der leuchtend gelben Kristallhöhle, bis du genug hast ...

Nach einer Weile verlässt du die sonnengelbe Höhle und gehst zurück zum See ...
Du setzt dich an den See und ruhst dich

eine kleine Weile aus. So viele Farben, so viele verschiedene Höhlen hast du dir schon angeschaut. Du brauchst eine kleine Pause von all den Eindrücken ...

Jetzt bist du so weit, die nächste Höhle zu betreten. Sie ist wie die anderen vorher noch dunkel, doch als du durch den Eingang gehst, wird sie sofort hell. Sie leuchtet wie die saftigste Apfelsine in Orange ...
An den Wänden und der Decke funkeln Kristalle in Orange und Gold. (Es sind Karneole, Goldtopase und Calcite.) In der Mitte der Höhle liegen orange Kissen, sie versprühen so viel Lebensfreude, dass du lachen musst ...
Du setzt oder legst dich auf die Kissen ...
Kaum hast du es dir bequem gemacht, schon strömt das orangefarbene Licht in dich ein. Es riecht nach Apfelsinen. Das ist sehr angenehm ...
Das Licht fließt in deinen ganzen Bauch, besonders um deinen Bauchnabel herum. Dein Bauch leuchtet in Orange, gerade so, als hätte jemand ein Licht in dir angezündet ...
Wunderschön fühlt sich das an. Du wirst ganz fröhlich, und dein Bauch wird angenehm warm. Hast du schon einmal gesehen, wie die Sonne untergeht und am Ende ganz orange am Himmel hängt? So leuchtet das Licht in dir, wie die untergehende Sonne ...
Genieße dieses Licht in deinem Bauch, es macht dich gesund und stark. Mit diesem Licht im Bauch kannst du wirklich alles schaffen ...

Wenn du genug orangefarbenes Licht getankt hast, dann stehst du wieder auf und verlässt die Höhle ...

Du kehrst zurück an den See und wendest dich nun der letzten Höhle zu ...
Auch hier ist es dunkel. Du betrittst die Höhle, und auf einmal erstrahlt sie in einem tiefen Rot. Es ist wie im Inneren der schönsten roten Rose, die du je gesehen hast. Und so riecht es hier auch: nach roten Rosen ...
An den Wänden und an der Decke siehst du überall rote Steine, die leuchten und funkeln, als hätten sie Glühlämpchen im Inneren. (Rubine sind das, also sehr wertvolle Edelsteine.) Sie leuchten nur für dich. In der Mitte der Höhle liegen dunkelrote Samtkissen, die sehr gemütlich aussehen ...
Du setzt oder legst dich auf diese Samtkissen, sie sind wunderbar weich. Sofort entspannst du dich und fühlst dich sehr geborgen ...

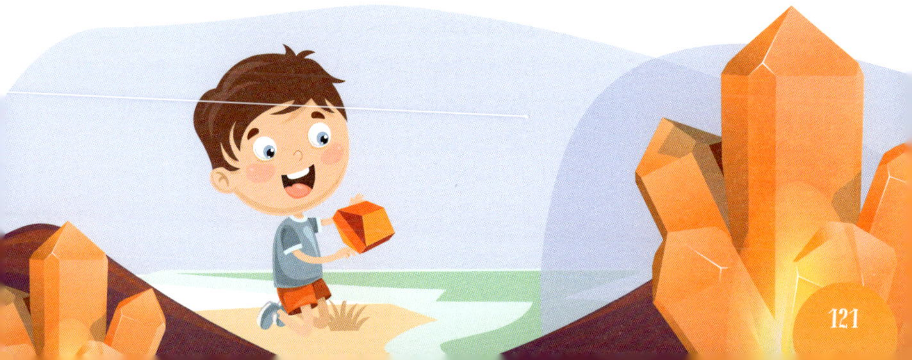

Das rote Licht strömt jetzt in deinen Körper, ganz unten in deinen Bauch und in deinen unteren Rücken. Das Licht macht deinen Körper auf eine ganz angenehme Weise schwer …
Das warme, rote Licht sorgt in dir dafür, dass du dich ganz sicher fühlst, so, als hält dich ein Mensch, den du sehr lieb hast, fest in den Armen …
Du genießt diese Sicherheit und Geborgenheit und kannst dich völlig entspannen. Du weißt auf einmal, alles ist gut, dir kann nichts geschehen …
Das Rot fließt nun in deine Beine und Füße, und auch die werden ein wenig schwerer …
Das fühlt sich wirklich sehr gut an. Du hast einen starken Körper, auf den du dich verlassen kannst, das weißt du auf einmal. Genieße das rote Licht, solange du willst …

Irgendwann hast du auch davon genug, und du stehst wieder auf. Du verlässt die Höhle und kehrst zum See zurück.
Wenn du magst, dann kannst du jetzt ein bisschen baden.
Das Wasser ist nicht tief, und es hat genau die richtige Temperatur …
Wenn du genug hast, dann kommst du wieder heraus. Am Rande des Sees liegen auf einmal Handtücher, und du trocknest dich ab …

Du ziehst dich jetzt wieder an und machst dich auf den Weg nach draußen. So schön war es in den Höhlen! Du kannst jederzeit wieder hierher zurückkehren und dich bei den Kristallen aufhalten, deren Farbe dir gerade am besten gefällt …

Jetzt gehst du durch deine Landschaft zurück. Du siehst die Tür, durch die du gekommen bist …
Du gehst durch diese Tür hindurch und bist jetzt wieder hier, wo deine Reise begonnen hat …
Recke und strecke dich, atme tief durch, bewege deine Hände und Füße …
Und jetzt machst du die Augen wieder auf, bist frisch und wach.

über die Autorin

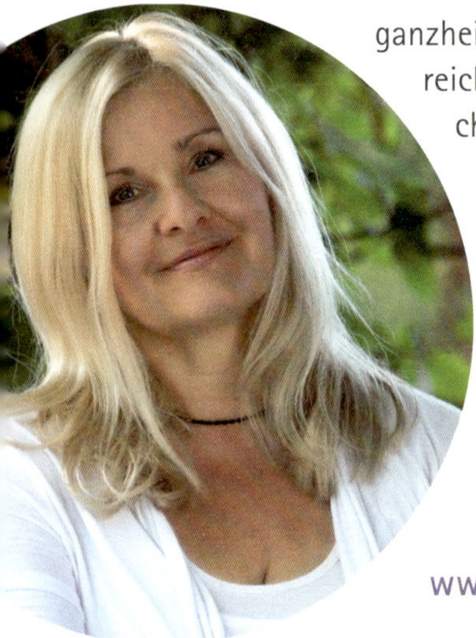

Susanne Hühn ist ausgebildete Lebensberaterin, ganzheitliche Physiotherapeutin und erfolgreiche Autorin spiritueller Selbsthilfebücher. Seit 1986 begleitet sie Menschen auf deren Weg zur Gesundung. Ihre mittlerweile in großer Zahl veröffentlichten Sachbücher und CDs gehören zu den Bestsellern des Schirner Verlags. Ihr Wissen vermittelt sie zudem in Vorträgen und Seminaren im In- und Ausland sowie in zahlreichen Online-Seminaren.

www.susannehühn.de

Kinder lieben Fantasiereisen!

Schirner Verlag

Die CD zum Buch

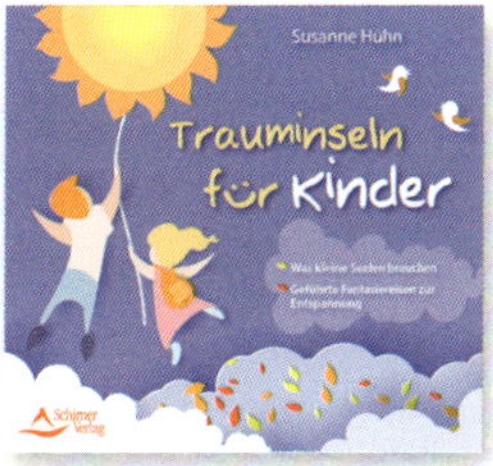

Susanne Hühn
Trauminseln für Kinder
Was kleine Seelen brauchen
Geführte Fantasiereisen zur Entspannung
ca. 65 Min. – 5 geführte Fantasiereisen
ISBN 978-3-8434-8405-3

Weitere CDs mit geführten Fantasiereisen

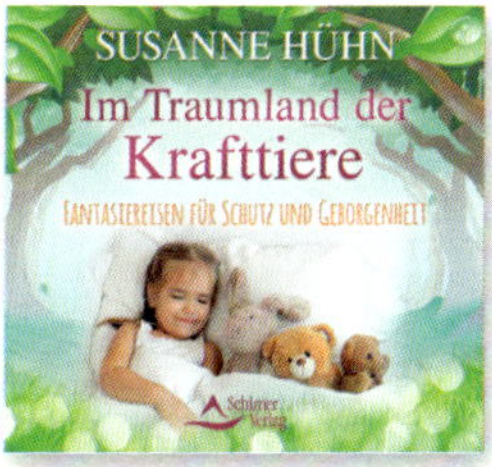

Susanne Hühn
Im Traumland der Krafttiere
Fantasiereisen für Schutz
und Geborgenheit
ca. 67 Min. – 5 geführte Fantasiereisen
ISBN 978-3-8434-8356-8

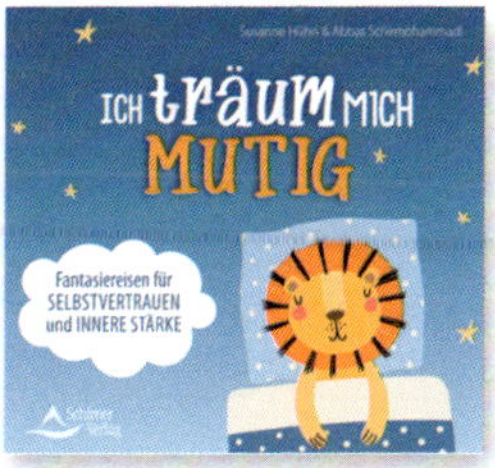

Susanne Hühn & Abbas Schirmohammadi
Ich träum mich mutig
Fantasiereisen für Selbstvertrauen
und innere Stärke
ca. 56 Min. – 4 geführte Fantasiereisen
ISBN 978-3-8434-8386-5

Danke für deine REZENSION

– Gemeinsam sind wir mehr –

Liebe Leserin, lieber Leser,

von Herzen danken wir dir, dass du dieses Buch in den Händen hältst und es bis zum Ende gelesen hast. Das bedeutet uns, dem Schirner Verlag und seinen Autoren, sehr viel. Aus voller Überzeugung und mit Hingabe widmen wir uns seit vielen Jahren Themen, die unser aller Lebensqualität und Bewusstwerdung dienlich sind, und hoffen, einen Beitrag für eine lichtvollere Welt leisten zu können. Wenn dir unsere Arbeit gefällt, möchten wir dich bitten, dir einige Minuten Zeit zu nehmen, um dieses Buch zu rezensieren. Warum? Die meisten Menschen lesen Rezensionen, bevor sie ein Buch kaufen, da sie hierdurch einen Eindruck bekommen, ob und wie der Inhalt des Buches den Leser erreicht hat. Eine kurze Rezension ist dabei ebenso hilfreich wie eine lange, sehr ausführliche. Um es auf den Punkt zu bringen:

Eine Rezension ist heutzutage die beste Werbung für ein Autorenwerk!

Wenn du den Schirner Verlag und seine Autoren neben dem Buchkauf auch anderweitig unterstützen willst, dann bitten wir dich: Schreibe für jedes Werk eine Rezension – vielleicht als persönliche Leseempfehlung für die Buchhandlung in deiner Nähe oder online, z. B. beim Schirner Verlag. Das wäre nicht nur eine Wertschätzung für die Autoren, sondern kann dazu beitragen, dass die Verkaufszahlen steigen und der Schirner Verlag auch in herausfordernden Zeiten Bestand hat.

WIE SCHREIBT MAN EINE REZENSION?

Grundsätzlich sollte eine Rezension aus der eigenen, subjektiven Sicht geschrieben werden, da es sich um eine persönliche Meinung handelt. Du kannst in zwei Sätzen deine Gedanken zu dem Buch äußern oder eine längere Rezension verfassen. Falls du nicht weißt, wie du beginnen sollst, hier ein paar Anregungen:

- War das Buch leicht verständlich geschrieben? Wie hat dir die Sprache gefallen? Wie empfandest du die Aufteilung der verschiedenen Themen?
- War es unterhaltsam? War es deiner Meinung nach mit Herzblut und Liebe geschrieben? Wie hat es auf dich gewirkt?
- Hat es dein Herz berührt? Konntest du dich wiederfinden?
- War es tief greifend genug? Hast du viel Neues gelernt?
- Hat es gehalten, was der Titel und die Buchbeschreibung versprochen haben? Hat es deine Erwartungen erfüllt?
- Was macht das Buch besonders? Warum sticht es heraus im Vergleich zu anderen Büchern, die ein ähnliches Thema behandeln?
- Würdest du das Buch weiterempfehlen oder verschenken?

Dankeschön

lesen, fliegen, landen
Schirner Verlag

Bildnachweis

Bilder von der Bilddatenbank www.shutterstock.com:

Grafikelemente S. 1–128: Wolken, Vögel: # 1135640204 (© Valenty), Bäume: # 573100105 (© Vilmos Varga), Gras, Büsche, Blumen: # 152915579 (© GraphicsRF), Insekten: # 1384633838 (© ksuklein), Teichpflanzen:# 252590158 (© Val_Iva), Wiese: # 599642378 (© brgfx)

S. 9: # 1375496153 (© yusufdemirci), S. 11: # 1384633838 (© ksuklein), S. 12: # 1061025899 (© vectorpouch), S. 15: # 1564664242 (© yusufdemirci), S. 17: # 1457859131 (© Beskova Ekaterina), S. 20: # 597345800 (© FoxyImage), # 346007405 (© StockSmartStart), S. 23: # 1329155033 (© robuart), S. 25: # 419021893 (© Nearbirds), S. 31: # 1230896389 (© yusufdemirci), # 756077755 (© Litvinova Elena Sergeevna), S. 33: # 711278557 (© Lilu330), S. 34: # 1230896389 (© yusufdemirci), # 599642378 (© brgfx), S. 39: # 1230896389 (© yusufdemirci), # 573100105 (© Vilmos Varga), S. 40: # 1287296947 (© Zhanna Mendel), S. 45: # 1007532937 (© Elizaveta Lapshina), # 1564664242 (© yusufdemirci), S. 49: # 1051519355 (© yusufdemirci) # 1595306290 (© Tata_ota), S. 52, 55, 57: # 1099407674 (© Toltemara), S. 55: # 1230896389 (© yusufdemirci), # 1099407674 (© Toltemara), S. 58, 61: # 578304976 (© Supriya07), S. 64, 67, 69: # 727136884 (© Ola Ko), S. 67: # 1230896389 (© yusufdemirci), S. 70: # 252590158 (© Val_Iva), S. 72: # 261163022 (© vitasunny), # 1230896389 (© yusufdemirci), S. 75: # 568891114 (© GraphicsRF), # 1375496153 (© yusufdemirci), S. 76, 83: # 1030209694 (© graphic-line), S. 80: # 1030209661 (© graphic-line), S. 83, 85: # 1230896389 (© yusufdemirci), S. 86: # 526101541 (© designer_an), S. 89: # 375517903 (© Eloku), S. 91: # 1076571530 (© VectorShow), S. 92: # 129670286 (© wet nose), S. 95: # 1550606597 (© robuart), # 1329155033 (© robuart), S. 99: # 1024863379 (© Olga1818), S. 100, 101, 104: #591390593 (© twobears_art), S. 106: # 678193459 (© nataka), S. 109: # 217592665 (© Victor Brave), S. 110, 111, 112: # 180722855 (© Transia Design), S. 113: # 597345800 (© FoxyImage), # 1120393685 (© mspoint), # 1044164662 (© Vectors Bang), S. 114, 115, 116, 117, 118, 119, 120, 121, 122: # 1044164662 (© Vectors Bang), S. 121: # 1230896389 (© yusufdemirci), # 1120393685 (© mspoint)